体育运动中的筋膜松解术

·第②版·

[英] 露丝·邓肯（Ruth Duncan） 著

韩臣 译

人民邮电出版社

北 京

图书在版编目（CIP）数据

体育运动中的筋膜松解术：第2版 /（英）露丝·邓肯（Ruth Duncan）著；韩臣译. -- 北京：人民邮电出版社，2023.5
ISBN 978-7-115-60238-1

Ⅰ．①体… Ⅱ．①露… ②韩… Ⅲ．①体育运动—筋膜—松解术 Ⅳ．①R873

中国版本图书馆CIP数据核字(2022)第194818号

免责声明

本书内容旨在为大众提供有用的信息。所有材料（包括文本、图形和图像）仅供参考，不能用于对特定疾病或症状的医疗诊断、建议或治疗。所有读者在针对任何一般性或特定的健康问题开始某项锻炼之前，均应向专业的医疗保健机构或医生进行咨询。作者和出版商都已尽可能确保本书技术上的准确性以及合理性，且并不特别推崇任何治疗方法、方案、建议或本书中的其他信息，并特别声明，不会承担由于使用本出版物中的材料而遭受的任何损伤所直接或间接产生的与个人或团体相关的一切责任、损失或风险。

内 容 提 要

本书主要讲解筋膜松解（MFR）技术的理论与实践。

本书分为4部分。第1部分主要讲解筋膜松解的基础知识，包括筋膜松解简介、初步评估、准备与沟通；第2部分为筋膜松解的应用，包括触诊与身体评估，并概述了各种具体技术；第3部分是实施筋膜松解技术，详细介绍了各种筋膜松解技术及其应用的身体部位；第4部分描述了如何通过组合技术和高级技术进一步应用筋膜松解技术，以及如何开发有针对性的治疗方案。

本书适合刚开始接触手法治疗的按摩学校学生及希望提升治疗技能的治疗师阅读。

- ◆ 著　　　［英］露丝·邓肯（Ruth Duncan）
　　译　　　韩　臣
　　责任编辑　刘日红
　　责任印制　马振武
- ◆ 人民邮电出版社出版发行　　北京市丰台区成寿寺路 11 号
　　邮编　100164　　电子邮件　315@ptpress.com.cn
　　网址　https://www.ptpress.com.cn
　　北京瑞禾彩色印刷有限公司印刷
- ◆ 开本：700×1000　1/16
　　印张：15.25　　　　　　　　　　2023 年 5 月第 1 版
　　字数：270 千字　　　　　　　　2023 年 5 月北京第 1 次印刷
　　著作权合同登记号　图字：01-2022-1357 号

定价：128.00 元

读者服务热线：(010)81055296　印装质量热线：(010)81055316
反盗版热线：(010)81055315
广告经营许可证：京东市监广登字 20170147 号

系列序

按摩是一项最古老的疗法之一，至今仍被广泛使用。目前，越来越多的治疗师正在学习和使用各种按摩技术。按摩学校教授许多按摩技术，并将其纳入学位课程。我们现在需要提供最好的临床和教学资源，让按摩治疗师能够学习到为客户提供按摩治疗时所需的各种技术。基于这一点，Human Kinetics 开发了这套"治疗师实践指南系列丛书"（*Hands-on guides for Therapists*）。

本系列图书提供了特定的评估和治疗工具，主要面向按摩治疗师，但也可能对其他人体工作者有用，如整骨医生和健身教练。该系列的每本图书都向读者提供了按摩技术的分步指南。图书为全彩印刷，详细展示了每种技术的照片。书中附有大量技巧提示，提供了一些简便的建议来帮助读者调整实施的技术，还有大量客户治疗经验，给出了如何将这些技术用于具有特定问题的客户的示例。每个章节的末尾都有简答题，可帮助读者测试所掌握的知识和技能。如果你打算参加资格考试，这些问题将特别有用。

你可能想要使用本系列图书中的某一本来帮助自己学习并通过某一门课程，或者是想提升自己过去学到的技能。你可能是一名课程培训师，正在寻找一种让学生更乐于学习按摩疗法的方法。本系列图书提供了易于操作的步骤，将理论与实践完美结合起来。对于想要学习按摩疗法的你来说，本系列图书是必不可少的资源。

前　言

近年来，出现了许多有关徒手操作或手法治疗方法的文章。经过不断的完善、评估和改进，手法治疗技术已经不再是一种简单的治疗方案，而是可以提升治疗效果的艺术手法。如今，手法治疗在医疗界独树一帜，越来越多的治疗师想要学习筋膜松解术（MFR）。

科学研究表明，手部的感觉可以帮助治疗师更好地做出判断，从而制订合适的治疗方案。MFR 是常用于治疗和康复的一种手法治疗方法。同按摩一样，筋膜与软组织治疗方法多年来得到不断发展。在掌握 MFR 基本理论与应用实践后，你会意识到，治疗整个筋膜基质（一种支撑、包绕和保护身体其他结构的三维网状组织）与治疗肌肉是完全不同的过程。这一认识有助于将MFR 技术区分开来，使之从其他软组织治疗方法中脱颖而出，成为一种整体治疗方法。

本书是《体育运动中的筋膜松解术》第 2 版。它在第 1 版的基础上进行了扩展，提供了一种不同的 MFR 组合方法来治疗整个身体。第 1 版全面介绍了一种持续的 MFR 方法。第 2 版对基本的 MFR 技术进行了扩展和改进，增加了筋膜松动技术，以及瘢痕组织与粘连的治疗技术。

本书将 MFR 技术描述为一种动态治疗方法，它适合所有刚开始接触手法治疗的学生，以及希望提升治疗技能的、有经验的治疗师。本书还能帮助那些在治疗中使用筋膜技能的治疗师更好地理解 MFR。本书介绍了 MFR 技术，并展示了如何在实践中应用其基本原则。无论是理疗医师，还是运动按摩治疗师，如果想将 MFR 作为全身治疗的一种补充技术，都能从本书中获益。

在医疗界，至今仍然有许多人不同意以下观点：人体的解剖结构不是孤立的，身体记忆（人体内部存储的信息，不限于大脑）也是治疗过程的一部分。传统医疗通常区分对待人体各个解剖结构，而让大家接受新观念是一件非常困难的事。

MFR 治疗师需要花时间倾听客户的想法。他们使用双手检查客户的组织功能障碍。MFR 治疗师在治疗客户疼痛和不适中扮演着重要的角色。由于医院的常规检查无法诊断筋膜受限问题，因此许多人的身体疼痛和不适无法确诊。经过培训的 MFR 治疗师能够找到人体组织受限处，并使用适当的技术来解决客户的身体不适问题。MFR 可以让你对人体其他结构所依赖的动态和液体筋膜基质有所感知。

许多治疗师在寻找一种既能为客户带来物理和心理疗效，同时又不会损害自己双手和身体的疗法。MFR 为提升治疗师现有技能、帮助其成长和扩展其业务提供了可能。

MFR 这种治疗方法学起来不难。通过精细的触摸手法，客户和治疗师均能感受到治疗的效果。MFR 技术易于应用、付出少、效果好。许多成熟的治疗师开始学习 MFR，因为 MFR 让他们仅需付出很少的努力即可学会一门技能，而刚入门的治疗师学习 MFR 有助于延长他们的职业生涯。运用 MFR 技术不需要使用工具、按摩油或润滑剂。它是一门干式技术，皮肤与皮肤直接接触，因此易于准备和实施。

本书第 1 部分介绍 MFR 的基础知识。

第 1 章描述什么是筋膜和 MFR、MFR 有什么益处，以及它与其他按摩技术的区别。第 2 章介绍客户咨询，以及身体评估与姿势评估等内容。第 3 章介绍 MFR 相关禁忌证，以及高效使用人体力学结构知识的重要性，强调通过直觉与触觉来培养筋膜诊断和评估技能。

第 2 部分概述了各种技术，为第 3 部分详细介绍各种技术奠定基础。第 2 部分介绍的技术涵盖广泛的有效的 MFR 方法。许多治疗师都熟悉使用增强压力的技术，我称之为筋膜松动。这些技术类似于软组织松解和固定与拉伸技术。然而，此类技术的技巧远不止实际应用的那些。它更多的是练习动觉触觉的技巧，当人体解剖结构和组织层在你的手下发生变化时，你要能够意识并感知到。这项技巧最好从本书这一部分的技术中学习，包括交叉手放松、横断面放松和纵向轴放松等。后面这些技术通常被称为间接持续 MFR 技术，值得你花时间去练习以增强你的触觉。

第 3 部分给出了技术应用指南，让你了解怎样开始对话、如何去感受、采用什么技术，以及如何实施治疗。这一部分是本书的主要内容，详细介绍了各种 MFR 手法的技术及其应用的身体部位，让你知道应该在哪个部位实施相应技术。照片显示了技术应用的身体部位和手部放置的位置。在阅读本书后，你将学会组合各种技术，最终灵活运用各种有效的技术，为每个客户提供独一无二的治疗方案。

第 4 部分描述如何通过组合技术和高级技术进一步应用 MFR 手法，以及如何开发有针对性的治疗方法。本书的这一部分展示了如何整合技能，同时介绍了一些家庭护理方案。你可以将这些方案添加到治疗方法中，客户将从此类家庭护理方案中进一步获益。这一部分还提供了一些有助于协同工作的建议，这样你就可以组建一个小组来练习它们，学习如何恰当地组合各种技术。

MFR 不仅是一门技术，还是一种完整的治疗方法。通常，你会发现最好的老师就是你的客户。理解了这一点，你每天都能学到新东西。目前，有关完整的 MFR 方法的书还很少，大部分书都只是介绍了手法应用。MFR 的治疗效果取决于多个方面，这包括如何实施手法技术、如何整合各种技术，以及如何了解、感受和"聆听"客户的身体。就像学习驾驶一样，学习 MFR 同样需要时间。本书提供了有关 MFR 的见解，但并不是说阅读完本书你就是一名 MFR 治疗师了。不过，本书能帮助你有效实施 MFR。

我希望本书能为你提供一种令人兴奋的、新的工作方式——与客户分享快乐，而不仅是为客户服务。我也希望在本书中，你发现的不仅仅是一门新技术，而是一种全新的工作方式，这种工作方式能为你提供愉悦的感受。

资源与支持

配套服务

扫描下方二维码添加企业微信：

1. 即刻领取本书每章简答题答案。

2. 加入体育爱好者交流群。

3. 不定期获取更多图书、课程、讲座等知识服务产品信息，以及参与直播互动、在线答疑和与专业导师直接对话的机会。

致　谢

人们常说，学无止境。20 年前，我开始学习 MFR，而今我仍然喜欢向我的学生、客户和同事学习。毫无疑问，我对这项工作的热情是因为我所接受的培训来自约翰·F. 巴恩斯 [John F. Barnes，物理治疗师（PT）]，以及在他的治疗中心和研讨会上的许多技术娴熟的助手。约翰是一名杰出的教育家和治疗师，也是 MFR 领域的领导者。约翰提倡采用一种整体性的 MFR 方法来治疗人，而不是单一地针对某一疾病或损伤。

我也参加了许多其他由经验丰富的手法治疗师主持的 MFR 和软组织研讨会，我爱他们所有人。然而，我对约翰开创的持续 MFR 方法一直情有独钟，因为它在解决身体和情感上的痛苦方面有着令人惊讶的效果。

多年来，我形成了自己的工作方式，并采用了许多技术，开发了英国筋膜松解（MFR UK）特有的 MFR 组合技术。我将永远感谢我的老师，其中约翰是最有影响力的。

2019 年，我接受了为期一周的强化治疗。我的两位技术精湛且经验丰富的 MFR 治疗师帮助我找到了新的工作方向，并为我点燃了编写本书的灵感。从第 1 年加入开始，这两位治疗师一直在我的 MFR 之旅中发挥着重要作用。蒂娜·松冈（Tina Matsuoka）和琼·格林伯格（June Greenberg），你们太棒了。谢谢你们一直陪伴我。

致卡罗尔·戴维斯（Carol Davis，PT）：不仅在 MFR 方面，您安静、睿智和深思熟虑的生活态度，也对我的工作方式和态度产生了影响。您教会了我停止、等待和感受，并接受"我无法解决所有问题"这一事实。您分享 MFR 和筋膜科学知识的热情确实令人鼓舞。

致已故的南希·斯图尔特（Nancy Stewart，PT）：在我提交本书第 1 版终稿的那天，南希和我在一起。我正在疯狂地打字以赶上最后期限，她在坐着喝茶。她在英国为一群高级 MFR 治疗师教授关于骨盆底功能障碍的 MFR 课程。南希一直大力支持我的工作，并多次前往英国授课。由于在与白血病和骨髓瘤进行斗争，南希建立了关于癌症和筋膜的庞大知识库。每次发现新知识时，南希都会给我发电子邮件或打视频电话。她对我学到的东西和我们的教学进展总是充满兴趣。她鼓励我继续前进并坚持下去。南希，我怀念我们聊天的时光。

最后，感谢身边同样热衷于 MFR 技术的朋友的支持、耐心和热情，是你们让本书得以完稿。谢谢你们一直都在，当我的照片和视频模特、帮我打包和扛箱子。致我身边最亲密的人，谢谢你们为我做的一切！

目　录

第1部分　筋膜松解的基础知识

第2部分　筋膜松解的应用

第3部分　实施筋膜松解技术

第4部分　筋膜松解方案和管理

第 1 部分　筋膜松解的基础知识

本书第 1 部分将介绍结缔组织系统（被称为筋膜）的解剖结构和功能，筋膜松解（MFR）方法的不同手法和技术、工作原理、与其他按摩技术的不同之处以及它能带给客户的益处。第 1 部分还将介绍重要的客户咨询过程，包括禁忌证排查和视觉姿势评估。你将学会如何进行一些简单且内容丰富的触诊评估，以及如何为实施 MFR 做好自身准备和环境准备。

第 1 章　筋膜松解简介

什么是肌筋膜系统？肌是指"肌肉"，筋膜是指"筋"。筋膜是一种胚胎组织，通常也称为结缔组织，是一种缠绕、包围、保护和支撑人体各个结构的三维网状基质。筋膜是一种无中断的单片组织，从颅骨的内侧面向下延伸至足底，从身体外侧面延伸至内部，最终构成人体本身的形状和形态。

由于筋膜分布在人体所有结构中并与人的疼痛体验有关，所以它被认为是人体中最庞大的系统（Pischinger 2007；Tesarz et al.，2011）。在讨论筋膜中感觉神经末梢的数量时，施莱普（Schleip，2021）报告说，整个筋膜网的感觉神经末梢比皮肤多 5000 万个，比眼睛多 1.2 亿个。这些数据证明了筋膜系统是一种具有与神经系统类似的综合功能的机械敏感信号系统（Langevin，2006）。筋膜系统是一个完全集成系统，是人体细胞生活的直接环境。这种张力网络会根据施加于其上的局部张力要求而适应其纤维的排列和密度（Schleip et al.，2012）。这种特性为 MFR 提供了治疗可信度，也为 MFR 对于人体健康的重要作用提供了科学证据。

直到最近，人们才认识到筋膜基质的作用。多年来，解剖过程中人们忽视了浅筋膜，没有意识到肌肉周围的白色纤维组织或动态液体网状结构对于健康的意义和作用。由于筋膜研究主要是在尸体上进行的，其全部潜力仍不清楚。最近法国手部外科医生让 - 克洛德·金贝托（Jean-Claude Guimberteau）拍摄了活体筋膜，它显示为一种动态、不断变化和调整的流体网状物，遍布于人体各个结构中（见图 1.1）。传统医疗检查不能显示筋膜受限处，因此 MFR 技术受到越来越多治疗师和客户的追捧。

现在，世界范围内有关筋膜的科学研究层出不穷，每两年到三年需要召开一次国际会议，参会者包括来自世界各地的研究人员、科学家和治疗师。近年来，有关筋膜的研究论文和人们对筋膜的关注急剧增加。目前已有大量有关筋膜的研究、理论和科学证据，这里只介绍筋膜的功能及其对健康的作用，以及筋膜松解术如何帮助人体恢复平衡和功能。筋膜有一个恰如其分的称号"骨科组织中的灰姑娘"。它正慢慢受到全球研究界与科学界的重视，不再被视为一种单纯的填充性器官。

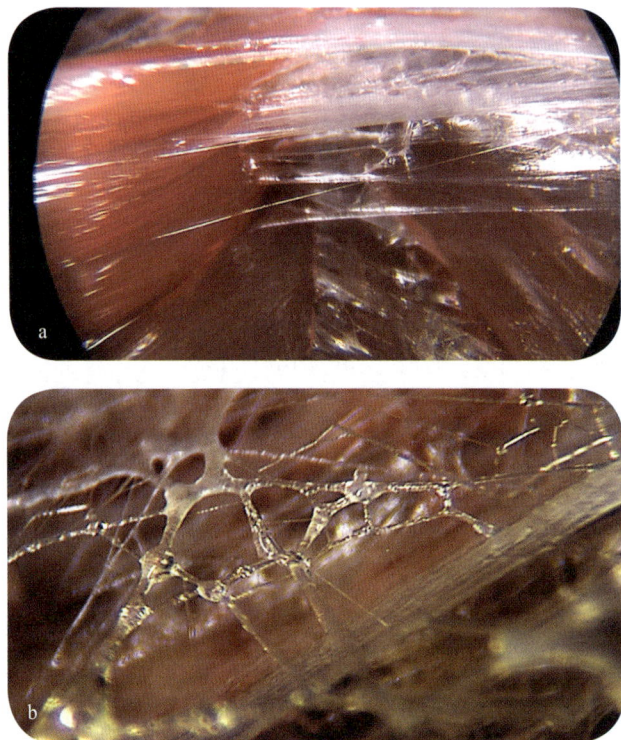

图1.1　活体筋膜：（a）肌束膜或肌筋膜；（b）其皮下滑动系统中的原纤维。这些图像显示筋膜是一种遍及整个身体的流体网状物

图片来源说明：With kind permission of Dr.J.C. Guimberteau and Endovivo Productions.From *Endoscopic Anatomy of the Fascia*, by J. C. Guimberteau, MD, Handspring Publishing, 2014.

筋膜的组成元素

　　传统意义上，筋膜指的是肌肉系统中的结缔组织。然而，2012 年在加拿大温哥华举办的"国际筋膜研究大会"为筋膜确定了一个更具包容性的定义。此后，"筋膜"不仅指肌筋膜中的肌内膜、肌束膜和肌外膜，同时还指结缔组织中的所有软组织部分。筋膜遍布全身，是人体张力传递系统的一部分。因此，筋膜包括腱膜、韧带、肌腱、关节囊，以及特定层的骨骼、器官和神经；同时还包括围绕中枢神经系统的硬脑膜、神经外膜（即周围神经的筋膜）、支气管结缔组织，以及腹腔肠系膜（Huijing and Langevin，2009）。

术语澄清或命名法是 2015 年在华盛顿特区举行的筋膜研究大会上的一个重大辩论话题，医学博士卡拉·斯泰科（Carla Stecco）在会上宣布成立一个通用命名委员会来定义筋膜这一术语，该委员会对筋膜的定义与国际解剖学名词联邦委员会保持一致。筋膜的解剖学定义为：

由鞘、片或其他可解剖的结缔组织组成的聚集体，遍布皮肤下方，用于附着、包围、分离肌肉和其他内部器官（Stecco and Schleip，2016）。

然而，由于这一定义纯粹从解剖学角度出发，所以受到了从业者和临床医生的批评。另一个小组委员会现在对筋膜系统的临床定义如下：

筋膜系统由柔软的、富含胶原蛋白的、零散但致密的纤维结缔组织的三维连续体组成，遍布全身。它包含脂肪组织、外膜和神经血管鞘、腱膜、深 / 浅筋膜、神经外膜、关节囊、韧带、细胞膜、脑膜、肌筋膜扩张、骨膜、支持带、隔膜、肌腱、内脏筋膜以及所有肌肉内和肌间结缔组织（包括肌内膜 / 肌束膜 / 肌外膜）。筋膜系统环绕、交织、贯穿所有器官、肌肉、骨骼和神经纤维，赋予人体一个完整的功能性结构，同时提供一个让所有人体系统能以整合方式运作的环境（Stecco et al.，2018）。

筋膜网包裹并包围着所有软组织和器官，呈现出一种三维结构，遍及整个身体。所有的组织并非孤立存在，而是共同作用，与人体各个结构相互约束和交织。筋膜网通过其连续性形成了一种支撑结构以维持流体静压，从而保证内脏功能正常发挥并保护重要器官。

筋膜包裹着肌肉系统和骨结构，连接肌肉、肌腱、关节和骨骼。事实上，我们可以说，没有筋膜就没有肌肉，因为它将每块肌肉（原纤维、纤维束和纤维）连接至相邻肌肉和其他结构，构成一个无中断的张力网络。

与肌肉一样，筋膜对于机械负荷同样敏感。筋膜中的机械刺激感受器（机械负荷或变形受体）能够感受不同方式的刺激，从而进一步完善 MFR 治疗与康复的范围。高尔基腱器会对主动拉伸与按压做出反应，环层小体和鲁菲尼小体会对快速按压和振动做出反应，同时鲁菲尼小体会对持续按压和剪切拉伸力做出反应。此外，间质游离神经末梢对快速按压和持续的按压变化都会做出反应（Schleip et al.，2012）。

这些间质游离神经末梢是多模式的。也就是说，它们从筋膜向中枢神经系统传递不止一种类型的输入信息。这些纤维在无髓鞘神经中传递着伤害感受、温度感受和内感受信息，也就是传递有关潜在或实际组织损伤、温度变化和自我意识感知的信息（Schleip，2017）。

对筋膜的研究表明，肌肉几乎无法将其全部力量从肌腱传递至骨骼附属结构。相反，它能够将力分布至肌腱和筋膜网络上，力沿着关联基质（筋膜鞘）分布至协同肌、对抗肌、附近关节，以及其他结构（Findlay, Chaudhry and Dhar，2015）。这就告诉我们，杠杆动作和特定肌肉起到特定作用，这一说法不全面。

筋膜不断发生变化，具有动态特性。它会响应施加在内部和外部的张力要求而不断变形。人体框架主要依赖于结缔组织这种单体张力网络而存在。该网络不断进行适应以维持人体的完整性。

胶原蛋白和弹性蛋白

胶原蛋白是体内最丰富的蛋白。胶原蛋白和弹性蛋白是筋膜内两大主要纤维，共同存在于一种被称为基质的凝胶状黏性液体中。筋膜的种类是由筋膜在人体中发挥的作用决定的，根据其功能不同可以划分为不同的种类。当受到机械应力时，胶原蛋白会提供强度与稳定性防止组织被过度拉伸；弹性蛋白会提供弹性，允许结缔组织拉伸至胶原纤维长度的极限，同时吸收张力。

筋膜是一种胶体，其与相邻分子间的稳定性、吸引力和排斥力赋予该物质连续变化的特性。胶体是由悬浮在液体中的固体颗粒（如墙纸糨糊）组成的（Chaitow，2018）。胶体并非刚性，虽然具有不可压缩性，但是能够根据容器塑形并响应压力。阻力胶体的数量会随着施力速度成正比增加。施力越快，组织会变得越硬。这就是为什么采用温和、轻盈和持续的触摸手法可以避免在松解筋膜时出现阻力。

基质

胶原纤维和弹性纤维外包着一种黏稠的凝胶状基质（多糖凝胶复合物），该基质是由透明质酸（HA）和蛋白聚糖（为纤维提供润滑作用，使纤维彼此能够滑动）（Barnes，1990；Chaitow and Delany，2008）组成的。基质是人体中所有细胞生活的直接环境。蛋白聚糖构成了这种凝胶介质形态，由专门的筋膜（称为筋膜细胞）分泌的透明质酸提供亲水性，将水吸收进组织（Stecco et al.，2018）。这就提供了一种缓冲效果，有助于保持胶原纤维之间的空间和组织滑动。凝胶能吸收冲击力，并将其扩散至全身。导致筋膜功能障碍的一个因素是基质黏度增加，从而限制了筋膜滑动。

筋膜基质提供了细胞与其他元素（气体、营养物、激素、细胞废物、抗体和白细胞）交换的介质。基质环境会影响扩散的速度，从而影响其周围细胞的健康（Chaitow and Delany，2008；Juhan，2003）。

弹性特性与力传递

同其他软组织与生物结构一样，筋膜本身具有不同程度的弹性，能够承受施力和按压防止变形，让组织恢复至初始的形状和大小。由于筋膜能够收缩和放松，因此能够响应负载、压缩和应力。在开始施加负载时，筋膜的弹性会响应，产生一定程度的松弛。

随着时间的推移，如果采用缓慢且持续的施力方式，则筋膜会发生变化，这是一种缓慢、延迟而连续的变形过程。随后，当组织内的水分被迫挤出时（即基质中的凝胶变少），组织的体积会发生实际变化。

当停止施力或增加负载时，筋膜会还原至未变形的初始形态。形态的恢复是通过弹性回缩力的滞后作用实现的，这是组织负荷增加和减少时使用和损失能量的过程。组织通过弹性回缩力恢复至正常状态，所需的时间取决于组织的吸水能力，以及是否超出弹性势能。当向组织施加力量时，组织会被拉长和扭曲，直到到达一个平衡点为止。如果受到持续施加的力量，则组织会慢慢变形。

筋膜同时从内部和外部响应压力，并将力量传递至整个基质。该张力传递系统可被看作一种张拉整体模型。张拉整体是由"张拉"和"整体"两个词组成的，是由美国建筑师、设计师兼发明家巴克敏斯特·富勒（Buckminster Fuller）提出的一个术语。张拉整体是指基于张力和压缩之间平衡的一种整体形式，诸如肌肉、软组织和骨骼等生物结构均是由于张力和压缩而变得坚固。肌肉骨骼系统由肌肉、软组织和骨骼协同作用，肌肉和软组织提供连续的牵拉作用，而骨骼提供间断的推进作用。

肌肉与筋膜连接

结缔组织（筋膜）能够支撑高度组织化的结构，并广泛地依附于肌肉。单个肌纤维被包裹在肌内膜中，并连接至纤维束周围较强韧的肌束膜。肌束膜纤维会依附于更强韧的肌外膜，作为一个整体包围着肌肉并依附于附近的筋膜组织。由于结缔组织包含胚胎类型的间充质细胞，因此普遍认为在特定情况下会构成特定部件。围绕骨骼的结缔组织被称为骨膜，围绕心脏的结缔组织被称为心包膜，围绕肺部的结缔组织被称为胸膜，围绕消化器官的结缔组织被称为筋膜鞘，而围绕肌腱的结缔组织被称为滑膜鞘。这些膜会增厚以便在整个身体中形成各种保护式网膜。

肌肉与筋膜在解剖学上是不可分割的，筋膜会因肌肉活动而移动。筋膜中的许多神经结构在本质上是可以感知的。筋膜在本体感觉中起到关键作用，对于姿势的完整性至关重要（Langevin，2006）。研究表明，筋膜中存在许多与本体感觉和疼痛感受相关的有髓神经结构。如果将关节和肌梭输入考虑在内，你会发现大多数本体感觉均发生在筋膜鞘中。

筋膜通过区分固体带、纤维滑轮和支撑韧带提供抑制机制，还有助于协调动作的产生与控制运动。特定筋膜与肌腱和韧带结构相互交织，使相邻组织能够相互滑动，同时还为相邻组织提供稳定性。当筋膜处于良好的润滑状态时，相邻结构之间能够相互滑动、自由移动。这能够提高身体的平衡性，身体从而可以自由、有效地运动。深筋膜鞘膜层、肌间隔和骨间膜为肌肉依附提供更加广阔的区域。

筋膜力传递

我们知道，肌肉作用于关节以传递力量，而很少听到肌肉能够单独传递全部力量。力是通过围绕肌肉和关节的筋膜鞘（肌外膜和肌束膜）传递的。因此，肌肉是连续拉伸筋膜网络的一部分。这种力的传递关系被称为力传递，它为全身功能障碍的康复提供了新的思路（无论疼痛程度和受伤部位如何）。

筋膜的连续性在肌肉协作和对抗之间建立了直接关系，其中渗透和围绕肌肉之间的筋膜贡献了大约 30% 的力传递（Huijing, Maas and Baan，2003）。筋膜不仅参与关节运动，还帮助肌肉协调、控制和将力传递给对抗方及相关的生物动力链，以保持重力场中的平衡（Huijing，2007）。研究表明，筋膜会对肌肉产生径向应力，从而缩短肌肉并使肌腱更紧密地结合（Findlay, Chaudhry and Dhar，2015）。

这种力传递的新观点是从生物力学线性观点到综合生物张力整体性的范式转变。它推动产生了更全面的方法。这种径向应力也会导致功能失调，影响肌肉动作。MFR 技术能以纵向和横向方式作用于肌肉，帮助恢复肌肉功能。

筋膜还具有弹性回位和能量存储的能力。筋膜主要处理与压力相反的张力应变，它与肌肉相连。筋膜能够吸收其整个网络中产生的力，并将这种力与肌肉协调性一起发挥巨大作用。

筋膜与细胞元素

筋膜为组织液流动提供路线，为各个结构之间提供润滑剂以实现运动和营养传递。疏松的结缔组织网状物包含一种组织液，该组织液能够为其他组织的细胞元素提供一种基本介质。该介质与血液和淋巴共同起作用。一部分作用是通过扩散实现的，而另一部分作用是通过改变压力差（压力梯度）促进流体动力运输（例如，吸气和呼气期间胸腔和腹腔之间的运输）实现的。结缔组织具有营养供给作用，可容纳近四分之一的人体体液。

结缔组织的组织细胞的吞噬活性在抵制细菌入侵中发挥重要作用。流动和感染过程通常是沿着筋膜面发生的。这些组织细胞还能够起到"清道夫"的作用，去除细胞碎片和外来物质。结缔组织也是内源性毒素（在生理条件下产生的毒素）和外源性毒素的一种重要的中和剂或解毒剂。筋膜所呈现的这种解剖屏障在感染和毒血症中具有重要的防御功能。

了解更多有关筋膜的知识，会让我们更加深入地了解它对身体各种细胞功能的重要性。除了提供如上所述的支撑作用、保护作用和结构元素分隔作用，筋膜还可以起到以下重要作用。

- 辅助细胞呼吸。
- 清除废物。
- 代谢。
- 液体（血液、组织液）和淋巴循环。
- 通过沉淀修复组织。
- 保持体温。
- 储存脂肪。
- 保护细胞健康和免疫系统。

浅筋膜与深筋膜

筋膜的新定义提出了浅筋膜层（见图 1.2）和深筋膜层，训练有素的治疗师通过双手可以区分这两种不同层的筋膜。这两层筋膜及其相关联的结构包封在整个筋膜基质内，因此彼此完全可以交流。身体是由骨骼、肌肉、神经、血管、器官、大脑和其他结构三维交织而成的框架。没有筋膜，人体便不具有形态。

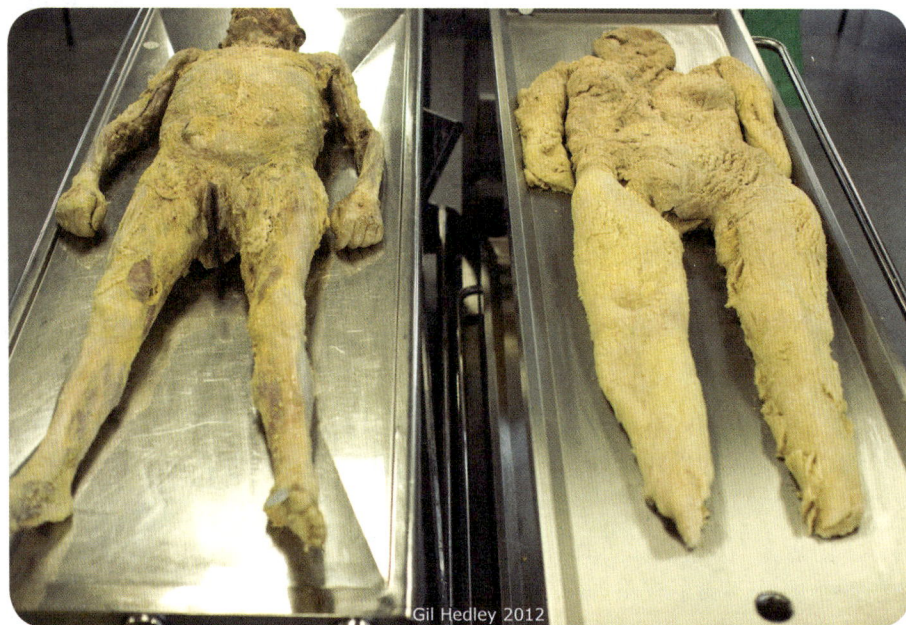

图 1.2　解剖成年女性的整个浅筋膜，以展示筋膜的尺寸及筋膜在人体形状和轮廓中起到的作用

图片来源说明：With kind permission of Gil Hedley, PhD, and Integral Anatomy Productions, LLC.

浅筋膜

- 皮下形成的薄层组织，在真皮与皮下组织之间。
- 起减震作用。
- 呈疏松网状结构。
- 由弹性纤维和蜂窝组织组成。
- 为流体和代谢物提供空间。
- 储存脂肪。
- 起隔离作用。
- 包含毛细血管网和淋巴管。
- 调节流体。
- 含有炎症渗出物。
- 会导致许多组织结构异常。

深筋膜

- 坚固、紧密和紧凑。
- 有助于改善身体轮廓和功能。

- 包括腹膜、心包膜和胸膜的特定部分。
- 形成许多互连的小块区域。
- 具有韧性、非弹性分裂和隔离作用。
- 隔离整个肌肉系统。
- 围绕和隔离内脏器官。
- 响应压力会变厚。
- 具有稳定姿势功能。
- 包围神经系统和大脑。

深筋膜的韧性、抵抗性和封闭性会产生诸如筋膜间室综合征的问题。小腿前筋膜室的创伤会导致出血，前筋膜内敏感神经结构若有损伤会发生肿胀。筋膜切除术通常是缓解神经部分压迫所需采取的一种治疗方法。

内脏筋膜包围并支撑着器官，将其包裹在层层结缔组织中。姿势调整、损伤和创伤，包括各种类型的手术，均会对筋膜细胞产生不利影响。内脏粘连会影响器官的消化和清除功能，并产生疼痛和不适感。经验丰富的 MFR 治疗师可以检测出这些粘连物，并轻轻地将其隔离，恢复器官功能并消除疼痛。

影响筋膜的各种因素

筋膜会因创伤而缩短、固化和增厚，这是一个被称为致密化的过程，进而导致身体出现损伤、炎症和不良姿势，最终导致身体失去生理适应能力。我们通常将其称为"筋膜粘连"。该网络的任何部分发生变形和畸形均会对远距离的结构以及该网络分割、包绕、结网、支撑和连接的结构产生负面影响。这些足以改变器官和组织。对整个网络产生负面影响的基质黏度增加加剧了组织的致密化和筋膜粘连。

随着时间的推移，筋膜受限处会像被拉扯的毛衣或长裤一样在不知不觉中扩大。运动缺乏灵活性和自发性会导致身体出现更多创伤、疼痛和运动受限。虽然筋膜是沿着头部至足部对准，但是异常力量会导致筋膜扭曲和扭转从而增大张力，使人体在三维层面偏离垂直重力轴。这会导致运动和姿势出现生物力学低效和高耗能的现象。当组织和整个筋膜出现张力变形的，其疼痛敏感结构会产生高达每平方英寸（1 英寸等于 2.54 厘米）2000 磅（1 磅约等于 0.45 千克）的压力（Katake，1961）。

当筋膜网络发生粘连时，不仅相关部位会受损，整个结构都会受到限制，因此会同时影响相邻和远端的疼痛敏感结构。这会导致一种独特的适应现象，最终疼痛会不断提醒你身体的不适。导致筋膜粘连的三个主要因素是损伤或创伤、炎症反应和习惯性不良姿势。

损伤或创伤

身体可能会由于诸如跌倒、割伤或烧伤等而受到损伤，同时身体系统也会由于某种因素而发生功能障碍。损伤还包括手术瘢痕和粘连、药物副作用、运动损伤中的组织过度使用和滥用。创伤是指身体、情感或精神方面的损伤或伤害。许多人在孩童时均经历过创伤事件，导致以某种方式做出反应和行动。孩童时出现的这些反应和行动会伴随着一个人进入成年期，随着日常生活压力的增加变得更加复杂。

炎症反应

筋膜系统会因损伤、医疗条件或药物副作用而出现炎症反应。炎症反应会引起细胞液体失衡现象，同时还会导致细胞缺氧而死亡，从而出现瘢痕和筋膜粘连现象。

习惯性不良姿势

姿势适应是指我们在实施任务或应付物理或情感等的应力或压力时身体采用的姿势。当该姿势持续一定时长，身体会无意识地适应它，因此我们会自发采用该姿势，而不会意识到该姿势可能对人体产生危害。

当筋膜为保持某个身体姿势（站姿、坐姿或躺姿）而持续承受超负荷时，必然会发生粘连和致密化以支撑施加的压力。当筋膜发生变形时，会产生异常牵拉力（即出现粘连），从而加剧姿势失衡，使情况更加恶化。由于这种失衡是通过很长一段时间累积导致的，所以人们通常很晚才会意识到。

肌肉损伤发生在肌肉起点与止点之间的某个点。然而，筋膜是完全连续体，并无端点。因此，来自身体和情感的原发损伤可能会悄无声息地危害整个筋膜系统，并且会引发一种似乎与原始创伤无关的代偿模式损伤。

骨性结构是一种被动元件，受到起支撑作用的软组织的影响。受限筋膜的应变模式会挤压或拉动骨性结构脱离正确的轴线（对线），从而导致关节被压迫并引发疼痛或（和）功能障碍。

筋膜理论提出，当筋膜发生粘连时，不仅物理结构会受到限制，受伤时的思想、记忆和反应也会受到限制。我们将其称为"身体记忆"。当身体记忆卡住时，会在实际事件结束后日复一日、一遍又一遍地重复相同信息。这个冻结时刻会产生诸如汉斯·塞利（Hans Selye）发表的有关警惕与反应的一般适应综合征文章（1955）中所描述的效应，这是衰竭状态后身体出现的一种阻力状态。神经和血管结构也会受到限制，造成神经性疾病或缺血性疾病。此外，筋膜缩短会限制其功能长度，从而降低功能的强度、收缩潜力和减速能力。

筋膜是一种反重力系统，通过吸收应力并将其分布至整个网络以保持平衡，并将身体和情感创伤降至最低。任何性质的限制均会造成进一步的伤害。随着时间、压力和应力增加，身体与情感都会遭受创伤（事实上，两者不应分开），从而出现了我们今天在客户（患者）身上看到的绝大多数症状。

筋膜网络不断地尝试代偿，将张力传递至整个网络，并且作为一个单位尝试以最小能量提供无应变和无疼痛的功能。功能障碍越多，筋膜动态会越弱，因而无法保持结构的完整性，筋膜会受限而引起结构变形。筋膜由于创伤而受限会妨碍压力或其他类型的力适当扩散。这会导致身体承受无法忍受的冲击从而发生损伤。肌肉痉挛和筋膜受限代偿最终会引起其他症状。

治疗经验

筋膜的三个主要组成元素如下。

- 胶原蛋白。
- 弹性蛋白。
- 基质。

影响筋膜的三个主要因素如下。

- 损伤或创伤（包括身体、情感上的）。
- 炎症反应。
- 习惯性不良姿势。

由于筋膜是张力传递系统（张拉整体），其会适应各种需求，所以当该系统发生损伤时，其会沿着张力线发生功能障碍，导致离原始损伤点较远处出现各种症状。

筋膜松解的概念

MFR 技术起源于软组织或筋膜松动、整骨疗法、物理疗法、颅骶疗法和能量疗法。几十年来，这些疗法被巧妙地结合得以形成今天的筋膜松解术。MFR 与按摩不同，它不使用润滑剂（油、霜或乳液）以避免在皮肤上滑动。相反，治疗师使用"会倾听的双手"来感受组织的张力，然后进行熟练的触摸，在不强力压迫组织的前提下，处理身体紧绷和柔软的区域。实施 MFR 应始终保持动作缓慢且不间断，并且疼痛程度要在患者的可忍受范围内。实施 MFR 的技巧是保持耐心、直觉和高度动觉的触摸。

MFR 不是一种新疗法，它的起源可以在整骨医生安德鲁·泰勒·斯蒂尔（Andrew Taylor Still）大约在 19 世纪末期的著作中找到。直到 20 世纪 60 年代和 70 年代，珍妮特·特拉维尔（Janet Travell）和戴维·西蒙斯（David Simons）用他们的筋膜触发点理论（强调了肌肉疼痛和功能障碍的潜在原因）彻底改变了对牵涉性疼痛的理解，"筋膜"这个术语才被普遍使用。MFR 不仅仅针对触发点进行治疗。它是一种主动治疗导致全身性筋膜疼痛的组织张力和功能障碍的疗法，其中可能包括触发点的形成。一些报道称，"筋膜松解术"一词于1981 年在密歇根州立大学讲授的软组织课程中首次被使用。而更常见的说法是，该术语由理疗师约翰·F. 巴恩斯在美国首创。自 20 世纪 80 年代以来，他一直在积极教授利用自己的持续方法（通常称为间接法）来实施 MFR 治疗。在过去几十年里，巴恩斯作为一名 MFR 教育者发挥了重要作用，而今科学研究已支持将其方法作为治疗筋膜功能障碍的一种有效方法。

新研究结果

杰拉尔德·波拉克（Gerald Pollack）博士有关筋膜的水含量研究强调了流体动力学在人体筋膜中发挥的巨大作用。该项研究提出，除了气体、固体和液体之外，水还具有另一种状态，即凝胶状态。同时，该研究还提出水的两种主要形态，即结合水和自由水。水以亲水组织形式存在，是由颗粒胶体基质组成的液体晶体。波拉克将此种液体晶体称为结合水。结合水具有高度的黏弹性，提供蹦床式的反弹与弹性。自由水组织混乱，与结合水呈正负极（Pollack，2013）。

胶原蛋白是一种亲水组织。水大约占据筋膜组合物的三分之二，围绕胶原构成结合水，能够增强反弹、弹性和增加营养，从而促进气化、排泄和信息交流。当筋膜受限时，其胶原和弹性蛋白纤维会挤在一起，结合水会减少。弹性蛋白是一种疏水（憎水）组织，会挤掉结合水（由亲水胶原纤维产生），让自由水引发炎症，并保持发炎症状。

波拉克描述了光子能量（电磁辐射）如何为结合水充电，增强其黏弹性并促进组织健康。光子能量存在于任何地方，包括红外能量（热），在实施 MFR 疗法时，光子能量会经由治疗师双手注入客户身体。这证实了巴恩斯的理论，即训练有素的治疗师通过双手缓慢而持续地施力，利用水交换影响筋膜凝胶或基质。

博米克等人（Bhowmick et al.，2009）、梅尔策等人（Meltzer et al.，2010）以及斯坦德利和梅尔策（Standley and Metzer，2008）为我们带来了其他有趣的研究。博米克等人解释了筋膜在免疫系统，特别是 T3 细胞中的作用。在交感神经"战或逃"反应期间，一种称为转化生长因子-β（TGF-β）的物质被释放到筋膜网络中，负责提供筋膜张力。TGF-β 是促进肌成纤维细胞收缩、伤口挛缩、瘢痕组织和纤维产生的一种有效刺激剂。这种刺激剂会对免疫系统产生负面影响，使得筋膜组织更加受限、弹性减少。借用缓慢而持续的施力，MFR 能够影响自主神经系统，实现从交感神经"战或逃"反应到副交感神经休息与消化功能的一种心理和手动转变，抵消 TGF-β 以改善免疫系统反应。梅尔策等人的研究主要关注白介素，这是一种促进愈合的细胞因子晶体通讯蛋白。研究显示，按住筋膜不到 3 分钟，白介素水平会下降。白介素 8 可以调节炎症反应，按住筋膜超过 3 分钟才会对白介素产生刺激作用，若按住筋膜超过 5 分钟，白介素可增长一倍多。白介素 3 可以调节血细胞生成，按住筋膜长达 4 分钟，白介素 3 会增加（Meltzer et al.，2010）。

费德（Fede et al.，2016）等人的研究讨论了人类筋膜中的激素受体表达，它可能与绝经后妇女雌激素下降导致的筋膜疼痛和组织纤维化水平升高有关。斯泰科（Stecco et al.，2011）等人阐述了对筋膜疼痛病因的另一种见解。即，随着筋膜细胞分泌的 HA 水平的增加，会增加黏度并导致深筋膜和肌肉之间以及松散结缔组织之间缺乏滑动。梅农（Menon et al.，2020）等人不仅讨论了 HA 黏度增加在筋膜疼痛中的潜在作用，还讨论了 MRI 扫描仪成像增强功能的使用方法。该扫描仪具备感知较高浓度 HA 的能力，这进一步证实了筋膜功能在疼痛体验中的作用。

其他研究先驱还包括艾达·P. 罗尔夫（Ida P. Rolf）博士，他是一位生物化学家，他推出了名为 Rolfing 的软组织操作和运动治疗方案。Rolfing 在北美比在欧洲更受欢迎，许多治疗师提供罗尔夫的 10 步健康方法。罗尔夫的学生托马斯·迈尔斯（Thomas Myers）继续在其解剖学训练结构整合方法中开展她的大部分工作。阿特·里格斯（Art Riggs）、罗伯特·施莱普（Robert Schleip）、詹姆斯·瓦斯拉斯基（James Waslaski）、埃里克·达尔顿（Erik Dalton）、诺厄·卡拉施（Noah Karrasch）、詹姆斯·厄尔斯（James Earls）和许多其他著名的手法治疗专家都遵循罗尔夫的 MFR 方法。一般来说，这种类型的 MFR 被称为直接法，因为罗尔夫说它"可以将组织带到它不在的地方"。直接法还有其他名称，包括软组织松解（STR）、软组织或筋膜松动、主动松解疗法（ART）、固定和拉伸，以及杠杆技术。此外，在某些国家 / 地区，直接 MFR 也称为深层组织按摩或深层组织松解疗法。

本书中，我将直接法称之为筋膜松动（Fascial Mobilisation），即使用手指、指关节、肘部和拇指以倾斜的角度施力到组织上，沿着肌肉和肌肉链缓慢移动，或者沿着从肌肉止点到肌肉起点部分线性缓慢移动，反之亦然。治疗师还可以在肌肉和肌肉链的多个方向上施力，因为已经证明筋膜系统参与肌肉收缩，有助于肌肉扩张。

此方法下所用的力度相比持续 MFR 方法下的力度要大一些，但必须始终保持在客户忍受范围内。通常，客户会主动移动待治疗的身体部位，但治疗师也可被动移动客户的身体部位。

值得注意的是，"筋膜松解"一词不属于任何人专有，就像术语"按摩"也不属于任何人一样。许多教育工作者喜欢使用自己的名字来标记其 MFR 方法，就像艾达·P. 罗尔夫有其注册商标 Rolfing 一样。其他人只能说是像约翰·F. 巴恩斯那样教授自己的 MFR 方法。这意味着你会发现教育工作者在教授 MFR 时，他们将其方法命名为更具体的与自己相关的名称，或者是他们认为对人体组织所做的事情。

在讨论筋膜松解术时，也有一些人对松解（release）这个词提出了批评。那么，我们实际上松解了什么，这真的可以做到吗？

释放某物意味着放开它，例如从笼子里释放一只鸟。已故的莱昂·柴托（Leon Chaitow）在他的文章《名称意味着什么：筋膜松解还是筋膜诱导？》（*What's in a name: Myofascial Release or Myofascial Induction?*）（Chaitow, 2017）中讨论了这个问题。由于筋膜具有支持和保护作用，因此"松解"这个词并不确切。此外，"释放疼痛"一词也不准确，因为疼痛并不会储存在人体内。除非动手术，否则无法真正通过物理方式松解瘢痕组织和限制。虽然我同意"松解"一词在用于描述 MFR 的生理效应时不是一个正确的用词，但我认为，我们需要从更主观的角度来看待这个问题。我确实认为治疗师正在释放客户对其痛苦和紧张的感知，这是非常合乎逻辑的，也是恰当的。尽管一段时间来，我们也不得不寻找证据来证明这种方法的可信度。然而，我认为更重要的是：治疗师可以倾听客户叙述治疗过程中的感受、理解他们，使客户的感受得到充分释放。如果 MFR 可以用来帮助客户重新获得健康的生活，那么其名称更改与否也就无关紧要了。

人类有关筋膜及其作用的新知识支持使用 MFR 方法来治疗人体的全身筋膜网络，而不仅仅是肌筋膜（肌肉内部和周围的筋膜），就这一点来说，直接法更为常见。MFR 间接持续方法针对的是组织的缓和部位，而不是强迫任何组织通过该缓和部位。MFR 间接持续方法还涉及"找到疼痛并在别处寻找根源"的概念，这是约翰·F. 巴恩斯在其 MFR 研讨会上的常用语。这种方法使用来自手掌平面或手臂侧面的缓慢、轻柔的压力，轻轻地渗入并跟踪组织，在组织末端范围内耐心地等待它发生改变，并随着微妙的温和压力而使组织变得柔顺。应用这一技术 3 ～ 5 分钟，可让组织和神经系统得以重组。

MFR 间接持续方法已成为一种广受认可的手法治疗方式，尤其是对于那些患有创伤后应激障碍（PTSD）等疾病的病人来说，它在恢复患者健康和幸福感方面发挥着重要作用。虽然仍需通过接受培训来获得处理 PTSD 和其他情绪障碍的专业技能，但许多治疗师最终都专注于使用 MFR 来帮助客户解决身体和情绪问题。

尽管 MFR 方法在实际应用中有两个完全不同的阵营。但是在治疗过程中将 MFR 视为一种全套的手法，将各种风格的 MFR 融合在一起，以此来满足客户的身体和心理需求，这一点非常重要。将 MFR 的知识和各种技能作为一种整体方法可带来更好的治疗效果。从这个角度来看，MFR 不仅是一种治疗方法，也是一种康复和保健方法。

治疗师通过使用双手将压力施加到客户的身体上，并听取客户的反馈，让客户积极参与到治疗过程中。因此，MFR 是一种以客户为主导的疗法。治疗师通过感知各个平面上可能导致功能疼痛或障碍的紧张、受限和粘连区域以解决组织阻力障碍。

通常，客户会穿着内衣，外面披着毛巾或浴巾接受治疗。在大多数情况下，MFR 治疗师会进行视觉、运动和触诊评估，并获取客户咨询表。

完成评估后，治疗师会从紧张区域、受热区域或柔软区域开始进行治疗。这些区域并非一定处于客户感到疼痛的地方。这是因为 MFR 技术基于整个筋膜基质，当整个筋膜基质受到限制时会产生张力，影响整个网络的疼痛敏感结构。

想象一下，站在长长的宴会桌一端，抓住桌布两角；同时拉动两角，向你的方向拉平桌布。再想象一下，在桌布中间稍向右边打一个钉子。如果你再次抓住桌布两角拉动，桌面无法拉平；事实上，你越使劲拉，桌布就变得越紧。继续想象一下，你拉动的桌布两角是疼痛区域，钉子所在之处是筋膜受限处。如果为疼痛的地方提供更多的拉伸和放松治疗，则受限区域与接近的组织会产生更大的束缚。然而，如果沿着受限线至原点（即钉子）消除受限处进行治疗，则可以恢复整个结构均匀和相等的拉力。这就是 MFR 的三维工作原理。你要关注疼痛的地方，但同时要观察、触摸和跟踪受限组织至受限起点并对其进行放松；接着使用适当的 MFR 技术恢复相关部位的功能。

手法的实际操作是缓慢而持续按压组织障碍处，直到治疗师感知到融化的感觉为止。根据身体部位的不同，治疗师可能会缓慢地用手、肘部或松散的拳头轻轻地靠紧组织，滑过组织。同时，治疗师也可以主动或被动地进行组织或肢体的移动，以促进组织变化；或者，在组织的阻力障碍处持续施压 3～5 分钟或更长时间，不可在皮肤表面滑动。筋膜的黏弹性使其能够抵抗突然的力量。阿恩特 - 舒尔茨（Arndt-Schultz）定律指出弱刺激会增强生理活性，而强刺激会抑制或消除活性，表示"少即是多"。向组织施加较小压力会产生更大反应；快速用力地向组织施压则会出现组织阻力。这里强调的是需要缓慢而持续地施力，不要忽视各种机械刺激感受器的反应。如果你将船只快速地推离码头，船会进入水中，但不会行得太远。然而，如果你持续施加温和的力量，迎着水的阻力推，船会漂移更远。MFR 的工作原理也是如此。

MFR 治疗师要学会通过双手缓慢而持续地施力更加敏锐地感知组织的柔顺与流动。若将组织想象成一块海绵，则 MFR 治疗师要慢慢挤出组织中的自由水，注入新鲜干净的水。同时，胶原的亲水性促使水分子组织成液晶基质，波拉克称之为结合水。结合水的胶体液晶基质能够提供高度黏性，增强组织的弹性。

前面提到，筋膜基质的四种机械刺激感受器（高尔基腱器、环层小体、鲁菲尼小体和间质游离神经末梢）（Schleip et al.，2012）会响应刺激。MFR 通过触摸和动觉的意识，应用压感技术和持续施力松解筋膜受限处以刺激这些机械刺激感受器。

组织重构所需的时间为 90 秒至 120 秒，黏性基质决定了组织重构的难易程度。由于胶原蛋白在治疗 90 秒到 120 秒后开始发生变化，因此 MFR 操作必须持续 5 分钟以上，以对整个筋膜网络产生影响（Barnes，1990）。MFR 还被认为对胶原蛋白和弹性蛋白纤维有影响，通过应用来自治疗师的双手的生物力学能量或按压［压电式（piezoelectricity）］，使其自我重构为更加有利的静态长度。这是利用了蛋白的半传导性质。

当胶原蛋白和弹性蛋白纤维进行自我重构，纤维交联处会被分解，筋膜平面会进行重新排列，局部循环（排泄物和营养物交换）会得到改善，并且软组织本体感觉机制会进行复位。当感觉机制得到复位，中枢神经系统会进行重新编程，从而实现正常的功能活动范围而不会诱发旧的疼痛模式。

综合考虑筋膜的黏弹特性、机械性能和阿恩特 - 舒尔茨定律，我们清楚地意识到，应用快速且强劲的施力会使整个基质有效地将治疗师双手推回。相反，治疗师必须将双手放置在客户的身体上，轻柔施力，按入组织受限或障碍处。训练有素的治疗师通过双手能够轻易分辨出各层的筋膜，后文将进行详细的介绍。治疗师用双手按入组织，并收紧松弛区域。按压时长非常重要。施力速度越慢，越能释放黏弹性基质内的胶原，增加结合水。缓慢且持续的施力让治疗师接触到整个筋膜基质，提高治疗师双手感知远端受限处的动觉意识；这些受限处会将治疗师的双手拉过去。

持续施力 90 秒至 120 秒不仅会产生生理反应，还会对系统产生积极影响。筋膜能够响应触摸而变得柔软与放松，使治疗师能够沿用该手法以三维方式软化任何方向的受限处。这种在所有平面上筋膜对受限的敏感性以及组织对持续施压的柔化，无须用力且不会在皮肤上滑动，即可创造一种环境，在此环境中，时长和动觉意识对于每个技术至关重要。

MFR 治疗师可以利用各种技术来感知组织阻力；该阻力被称为终末感或组织障碍。终末感用于描述组织移位和卡住。感到哪个地方卡住（即具有异常的终末感）就在哪个地方实施该技术；接着，对客户的身体重新进行评估，并提供相应治疗。在 MFR 中，终末感指的是组织（筋膜）黏合，会对微小按压或牵拉产生阻力。如果治疗师持续拉或推（即施力）超过了该组织阻力或终末感，则组织会直接关闭，使治疗师所做的松解工作变得无效。

MFR 治疗师可以先采用两三种筋膜松解技术，再让客户站起来，以便治疗师观察并感知所发生的变化和下一个治疗区域。在治疗过程中帮助治疗师确定进展的另一种重要的反馈形式是观察血管扩张情况或是否出现红色耀斑。

这种现象通常发生在组织沿着牵引方向得到放松且血液循环加速的地方。客户也会反映，在离治疗师双手较远的地方感觉到组织活动或软化。这被认为是组织张力的变化和躯体感觉系统的感受域的变化所引起的。正如前文所说，对于 MFR 方法来说，少即是多。这不是说治疗师施加多大的力，而是感受来自客户身体的阻力大小。由于每个人的筋膜构成都是独一无二的，因此治疗师必须提供独特且个性化的治疗方案。人体属于三维体，受伤时三维空间均受损。因此，治疗师必须采用三维方式，根据客户独特的筋膜基质施力。

MFR方法的最后一个关键点是，鼓励客户建立身心连接。这种自我意识的状态被称为内感受。内感受是对身体生理状况的感知，包括瘙痒感、兴奋感、感官触觉、内脏感觉、饥饿和口渴（Craig，2003）。筋膜的自由神经末梢在向大脑传达内感受意识方面发挥着重要作用，而内感受意识的缺乏与压力、焦虑和抑郁有关（Schleip，2012）。因此，在鼓励客户积极从MFR中感受身体的感觉时，也就提升了其内感受意识。此外，2012年"国际筋膜研究大会"发表的研究表明，主动皮层刺激会增强感观刺激（Moseley，Zalucki and Wiech，2008）。换句话说，鼓励客户通过治疗对话积极参与治疗过程能够增强治疗效果。

治疗经验

　　许多治疗师会问如何针对特定症状或损伤寻找最佳的MFR技术。如果客户反复出现某种疼痛或症状，我们应该将身体视为一个整体提供治疗，跳出症状的框架，转而关注全身的平衡性与功能。我们必须接受一个事实，即身体每个部分均支撑着相对应结构而构成一种完整性，没有某个部分是孤立存在的。因此，没有针对特定病痛、疼痛或损伤的特定治疗方法。假如客户肩部患有反复性损伤，如果其胸廓、骨盆和脚踝无法正常工作或达到适当平衡，则该问题无法解决，因为这些都是支撑肩膀的结构。这同样适用于诸如纤维肌痛综合征和慢性疲劳综合征。虽然，不同的客户可能拥有相同症状，但其起因可能完全不同。因此，MFR治疗师应该帮助客户找到病因，而非症状。

　　一些刚接触MFR的治疗师很难为客户找到解决方案，因为他们还没有掌握少即是多的方法，或没有将MFR视为一种全身的治疗方法。当他们掌握了如何在三维筋膜网络中寻找并跟踪那些可能对身体造成疼痛的受限处，便能够将此治疗方法的应用程度提升到一个全新的水平。

筋膜松解与其他按摩技术的对比

　　在治疗筋膜复合体时，不仅会影响组织的物理性质，同时还会影响每一个细胞内存储的情绪、记忆和思想。性格所产生的能量从根本上影响了人体健康。当我们感到不安或愤怒时，情绪会存储在身体中，最终留置于体内，身体就相当于一个垃圾箱。无论存在哪里，情绪均会影响我们的行动和反应，就像计算机病毒一样。

　　MFR 应被视为一种整体方法，它有许多独特的地方，这使它完全有别于其他按摩技术。本书中描述的 MFR 方法的一些差异化特征如下。

- 治疗整个筋膜基质，而不只是肌肉及其相关的筋膜鞘。
- 查找疼痛的位置，并且从其他地方寻找原因。
- 需要时间而无须用力触摸即可让筋膜在三维中得到软化。
- 让客户参与整个过程，促进沟通以增强治疗效果。
- 鼓励客户放松身心，增强内部意识（内感受）。
- 采用一种动态、自发的运动方法放松身体和精神。
- 不是一种规程或治疗长度的问题，每次均提供独特的治疗。
- 可作为家庭康复计划和自我保健方法，包括筋膜拉伸。
- 不仅能够治疗身体，同时还能治疗创伤带来的不良情绪。
- 结合 MFR 中的筋膜回弹和筋膜松解手法，能够治疗疼痛、舒缓情绪和习惯性固定模式。如果这些问题没有得到及时的治疗，最终会对身体各系统造成严重的破坏。

筋膜松解的益处

MFR 具有以下益处。

- 基质中水量（结合水）增加（排泄物和营养物交换）会提高人体健康水平。
- 促进放松和提升幸福感。
- 消除常见的疼痛和不适感。
- 增强本体感受和内感受。
- 重建和改善关节活动度和肌肉功能。
- 改善消化、吸收和排泄功能。
- 恢复平衡并促进正确姿势的形成。
- 损伤恢复和康复。
- 作为竞技或运动训练例程与维护计划的一部分，以提高运动的流动性和表现性。
- 提高情绪问题的意识并提供解决方法。

治疗师在治疗中采用 MFR 治疗将收获以下益处。

- 易学易用。

- 易于整合至现有手法中。
- 掌握多样的治疗方法。
- 可以轻松使用身体和双手，延长职业生涯。
- 增强触觉和直觉。

筋膜松解疗程

客户在受伤后应该尽快接受 MFR 治疗，以促进修复过程并避免代偿性连锁效应。然而，受伤后 6 周至 8 周应避免在瘢痕部位及其周围进行任何治疗操作。

MFR 不仅可以放松引起疼痛的受限处和瘢痕部位，还可以作为术后、产后或治疗之前的一种放松工具。治疗师应该与有这些情况的客户事先讨论，并且获得医生的许可后再提供 MFR 治疗。

MFR 可以作为单次治疗方案，治疗时长基于客户偏好，通常为 1 小时或以上。由于 MFR 属于缓慢而温和的治疗方法，因此许多客户每次需要接受 2 ～ 3 小时的治疗才能从治疗中受益，这样治疗师便有足够的时间为客户的整个身体进行治疗。这可以促进全身软化和放松，并且有利于客户保持省力、灵活且无疼痛感的姿势。治疗越规律，客户受益越多，因为治疗师可以解决各层出现的受限问题和代偿模式问题。进行 MFR 治疗有助于放松限制区域，定期接受治疗可避免受限问题复发。

MFR 也常作为一种多位治疗师协作的疗法，即两三位治疗师共同为一位客户提供治疗。多位治疗师协作可以为客户提供额外手治疗，即对一双手无法顾及的部位进行治疗。第 13 章将对此进行更加详细的介绍。

MFR 通常是在诊所、治疗中心、医院或保健中心实施的。许多治疗师会在自己家或到客户家提供治疗。不过，在体育俱乐部、体育中心、私人诊所等场所也可看到 MFR 疗法的身影。因为 MFR 治疗师无须使用任何工具、按摩油或润滑剂，有时甚至不需要治疗台，只需在施用直接皮肤接触技术时提供必要的遮盖，便可以随时随地提供治疗。

MFR 有助于深度放松身体和情绪方面累积的紧张问题。但是，不建议对那些同一天需要完成多项任务的客户实施 MFR 疗法。例如，即将参加体育比赛或舞蹈表演的客户不可在当天接受 MFR 治疗。然而，每个人都有自己独特的需求，治疗师可以与客户沟通。MFR 适用于各个年龄段的人，除了第 3 章描述的有禁忌证的人以外。

小　结

　　MFR 是一种个性化的治疗方法，治疗师需要时间对客户的身体进行评估和治疗，它不会让客户的身体产生压迫感。记住，关键不是治疗师施加多大的力，而是感受来自客户身体的阻力大小。

　　记住以下基本内容有助于你充分利用 MFR。

- 为整个身体提供评估、触诊和治疗。
- 始终透过皮肤实施 MFR 技术，切勿透过衣服或毛巾实施此技术。为了避免双手在皮肤上打滑，请勿使用按摩油或润滑剂。
- 将双手按入客户身体，处理组织障碍或终末感问题，不可强力压迫。待该部位得到放松后，收紧组织松弛的地方，移至下一个障碍处。
- 实施每种技术的时间为 3 ～ 5 分钟或 5 分钟以上，以使组织内部发生生理变化。
- 双手不可滑动或滑过客户皮肤，那是按摩，而不是 MFR。
- 允许客户有自己的想法、感觉和记忆，不可以用任何方式引导客户。

简答题

1. 治疗三维筋膜基质与治疗肌肉的不同之处？
2. 什么是结合水？
3. 浅筋膜的别称是什么？
4. 筋膜需要几秒响应触摸？
5. 筋膜的三大组成元素是什么？

第 2 章　初步评估

　　对客户进行初步评估是所有治疗中非常重要的一步，这有助于获得有关客户的个人情况和医疗信息，以及了解他们的症状和病史。切记在征求客户同意后再开始治疗。始终用微笑欢迎客户，如果合适，可以进行眼神接触与握手。让客户在治疗室中拥有宾至如归的感觉，再开始咨询过程。你可以要求客户在进入治疗室之前填写表格，也可以同客户一起填写表格。

　　咨询中重要的部分是聆听客户的心声，客户通常比你更加了解自己的症状和状况。许多客户已经接受过多次专家会诊、门诊就诊和物理治疗，同时还接受过扫描、检测和 X 射线检查，但是疼痛问题仍然存在。这主要是因为常规检查无法显示软组织损伤，客户的病情得不到确诊，进一步导致情绪问题，再加上组织随着时间推移不断粘连而使疼痛加剧。

　　身体评估结果受咨询细节、治疗范围的影响。并非所有治疗师均接受过有关特殊骨科测试或测量设备，如关节角度尺（关节角度测量设备，类似专业量角器）使用方法的培训。身体评估包括姿势评估、关节活动度评估和软组织触诊。有些治疗师还进行步态评估和特定肌肉试验。

> **治疗经验**
>
> 　　我有许多客户具有慢性疼痛症状，他们觉得，大多数治疗师与他们谈论症状只是为了统计数据，并非真正聆听他们的想法。这就是为什么说倾听客户很重要。刚开始尽量不要做记录，以便更加集中精力倾听客户的想法。

客户咨询

　　许多客户都是在尝试各种辅助疗法后，经人推荐、在线搜索或通过口碑推荐开始接触 MFR。你应询问客户是否接受过其他辅助治疗方法，取得了什么效果，以了解客户所期待的、不想要的，以及想要的。

　　在设置正确场景，观看、观察、聆听，以及领悟客户言外之意的过程中，始终遵循以下原则。

- 欢迎客户进入治疗室。
- 客户谈话时用眼睛看着他们，保持开放姿态，成为积极的倾听者。
- 观察他们的肢体语言，并注意他们如何描述症状。
- 关注他们坐、站和走的方式。
- 鼓励他们描述症状。

　　遵循上述所有原则能够增强客户对你的信心，同时为治疗提供重要信息。花时间做评估。每一项评估可能需要 30 分钟至 40 分钟才能完成，如果客户预先填完咨询表，则所需时间会更少。

　　在咨询时不仅可以获取信息，还可以与客户建立融洽关系。获取客户的历史信息时要自信，与客户讨论药物、手术、疼痛模式和疼痛史非常重要。花时间与客户讨论所提供的信息。如果你对于某些药物、状况和症状不确定，请询问客户；注意，你无须了解客户的一切信息。在完成初次治疗后，你可以随时查看相关信息。

　　不同种类的治疗有不同的医疗信息咨询表格，目的都是反映客户实际的评估信息。瑞典式按摩治疗师采用的咨询表格与运动治疗师采用的咨询表格完全不同，后者主要用于处理慢性与急性损伤。MFR 更像是一种治疗方式，治疗师需要采用筋膜视角仔细观察客户的姿势，同时还要了解客户疼痛史的详情，以及有关手术、损伤和创伤的信息。

　　咨询表格需要切中要害，与治疗相关，并且能为后续治疗的重新评估提供信息。在实践中，我尝试采用疼痛之外的词。我想确认客户的疼痛，但是也想采用一种温和的表达方式以缓解他们的疼痛。于是，我采用"不适"这个词作为一个选项。你也可以这样问客户："你接受治疗的主要原因是什么？"与其他治疗方法一样，MFR 需要客户签名同意方能提供治疗。

你应该要求客户在表格中填写姓名、完整地址和联系信息，其中包括家庭电话号码、手机号码和电子邮件地址。确保你已获得正确的联系人详细信息，以便你重新安排或取消预约。了解客户是否经由他人推荐，这能为你提供市场信息以及客户所期待的治疗效果。获取客户全科医生（GP）的姓名与联系信息以便在紧急情况下与其进行联系。你可以在获得客户许可的情况下向其 GP 写信，报告客户的情况以及你的解决方案。这表明你拥有良好的沟通技巧，同时也能够为你带来一些广告效应。

表 2.1 是一个样本表格，可引导客户提供有关个人资料、病史、一般健康信息以及接受治疗原因的详细信息。此表还包括客户同意接受治疗的签名栏。

你需要学会读懂客户说的话。有时，客户身体的表现或未说出的话能够提供比咨询过程更多的信息，这种非语言沟通可以帮你更好地了解客户的症状。面部表情、手势和词汇均能够向你揭示客户对自己症状与状况的感受，以及他是否有信心改善这些状况。这些信息均可以在你提供 MFR 治疗期间给予帮助。客户如何描述症状以及如何提供信息也能够透露他的学习风格和个性。这些信息可以在你提供治疗时给予指导，让你更加了解客户的需求，并采用更加合适的方式满足其需求，这称之为镜像反应。

在 MFR 治疗咨询中，你应该完成以下事项。

- 获取客户信息和医疗咨询表。
- 重读并确认客户所写的内容。
- 与客户讨论症状、发病与进展情况、治疗和测试情况。
- 询问客户是否有药物注意事项。
- 询问客户以前是否接受过牙科治疗和手术。
- 询问客户是否遭受过损伤、跌倒和车祸。

在你完成这些事项的过程中，客户应该穿着衣服或至少穿着治疗袍。许多客户都非常急切地想要尽快抵达治疗台接受治疗。在客户进入治疗室后，你要礼貌和专业地告诉他们整个治疗形式，使他们尽可能感到舒适。

此表包含客户服药史，以及同意接受治疗的信息。

表2.1　客户需填写的样本表格

个人信息

日期 _____

姓名 _____　出生日期 _____　年龄_____

地址 _____　职业_____

全科医生详细联系信息 _____

邮编 _____

电话号码 _____　手机号码 _____

电子邮箱推荐原因

_____

病史（包括日期）_____

外科手术：_____

_____

_____

骨折：_____

_____

_____

意外事故：_____

_____

_____

目前用药（处方和非处方药物）和其他补充剂：

_____

_____

_____

全科医生是否推荐你接受进一步检查、门诊治疗、物理治疗或其他疗法？如果是，请说明治疗方法和时间_____

_____

_____

_____

续表

健康问题

你是否患有或曾经患有下列症状？（打钩选择适用项）

□ 血液循环障碍　　□ 静脉曲张　　　　□ 骨质疏松症或骨质缺乏

□ 呼吸障碍　　　　□ 癫痫　　　　　　□ 神经系统失常
　　　　　　　　　　　　　　　　　　　（多发性硬化和中风）

□ 心脏病　　　　　□ 糖尿病

□ 高血压或低血压　□ 腹部疾病　　　　□ 头痛

□ 血栓　　　　　　□ 皮肤病　　　　　□ 耳鸣（耳内鸣响）

□ 眩晕　　　　　　□ 肠道疾病　　　　□ 饮食失衡

□ 晕厥　　　　　　□ 膀胱疾病　　　　□ 可能致命的疾病

□ 牙科疾病　　　　□ 视力障碍

　　　　　　　　　□ 过敏

　　　　　　　　　□ 关节炎

一般信息

身高 _____　体重 _____　特殊饮食 _____

吸烟？　　是　　否　　如果选择是，每天的吸烟量是多少？ _____

一天喝多少水？ _____ / 天

饮酒量　　轻　　中　　重

运动、锻炼和放松活动： _____

_____

_____

你的压力程度？　　高　　中　　低

接受治疗的原因

你对治疗的期望？ _____

_____

_____

接受治疗的主要原因

你的主要症状是什么？ _____

_____

_____

该疾病何时开始以及如何开始？ _____

_____

_____

该疾病对你有什么影响？ _____

_____

_____

是否旧伤复发？　　　　是　　　否

如果选择是，何时的旧伤？ _____

指出当前不适感的严重程度（10 为最重，0 为最轻）：

　　0　　1　　2　　3　　4　　5　　6　　7　　8　　9　　10

指出你主要症状发生时不适感的严重程度（10 为最重，0 为最轻）：

　　0　　1　　2　　3　　4　　5　　6　　7　　8　　9　　10

何时出现过最严重的不适？ _____

_____

什么可以加剧你的疼痛和不适（如果有）？ _____

_____

什么可以缓解你的疼痛和不适（如果有）？ _____

_____

一天发生疼痛或不适的频率？（10 代表经常，0 代表从未）

　　0　　1　　2　　3　　4　　5　　6　　7　　8　　9　　10

一天什么时候的疼痛或不适最严重？（圈出适合项）

　　　走路时　　中午　　晚上　　上床前　　夜间

疼痛或不适造成你日常功能障碍的程度（百分比）？（0 为最差，100%
为最佳，圈出适合项）

　　美好的一天：0　10%　20%　30%　40%　50%　60%　70%　80%
　　　　　　　　90%　100%

　　糟糕的一天：0　10%　20%　30%　40%　50%　60%　70%　80%
　　　　　　　　90%　100%

你之前接受过该疾病的治疗吗？如果有，治疗方案是什么，效果如何？

_____

_____

你是否接受过 X 射线检查、测试或检测？如果有，结果是什么？

_____

_____

_____

续表

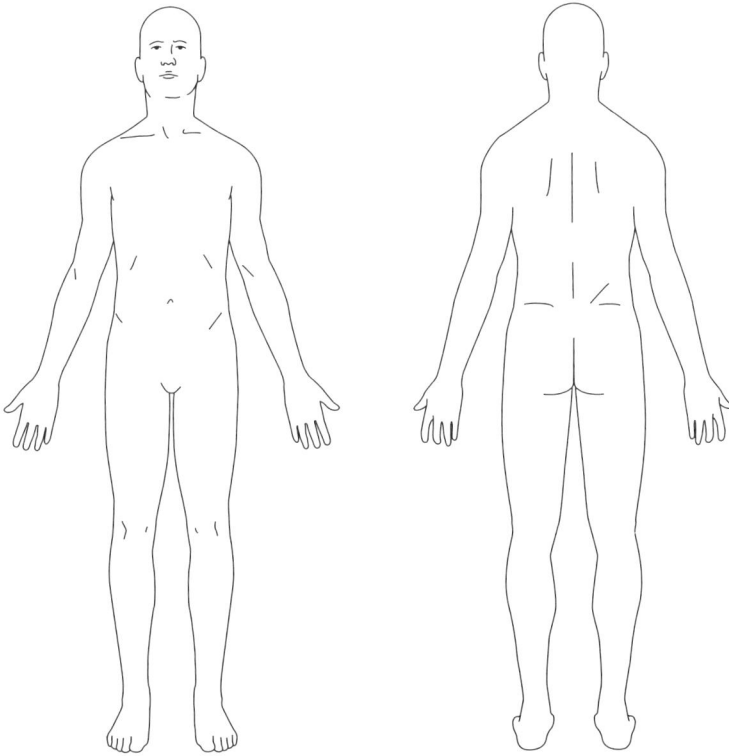

将你感到疼痛或不适的地方在图中画上阴影。使用叉号标出你感到麻木或刺痛的区域。

如果你是一位在职人员，你有几天因为疼痛或不舒服而缺勤？

_____

给出你认为与自己主要疾病的症状和治疗相关的其他信息。

_____
_____
_____

接受治疗的其他原因

你寻求治疗的其他理由？ _____

_____
_____
_____

续表

　　总结之前或现在正在接受的治疗或医生推荐你接受治疗的其他并发症，其中包括日期和治疗效果。＿＿＿＿＿＿＿＿＿＿＿＿＿＿＿＿＿＿

＿＿＿＿＿＿＿＿＿＿＿＿＿＿＿＿＿＿＿＿＿＿＿＿＿＿＿＿＿＿＿＿＿＿＿

＿＿＿＿＿＿＿＿＿＿＿＿＿＿＿＿＿＿＿＿＿＿＿＿＿＿＿＿＿＿＿＿＿＿＿

＿＿＿＿＿＿＿＿＿＿＿＿＿＿＿＿＿＿＿＿＿＿＿＿＿＿＿＿＿＿＿＿＿＿＿

　　给出你认为与自己的其他并发症和治疗相关的其他信息。

＿＿＿＿＿＿＿＿＿＿＿＿＿＿＿＿＿＿＿＿＿＿＿＿＿＿＿＿＿＿＿＿＿＿＿

＿＿＿＿＿＿＿＿＿＿＿＿＿＿＿＿＿＿＿＿＿＿＿＿＿＿＿＿＿＿＿＿＿＿＿

＿＿＿＿＿＿＿＿＿＿＿＿＿＿＿＿＿＿＿＿＿＿＿＿＿＿＿＿＿＿＿＿＿＿＿

　　你是否接受过牙科或颌面部疾病的治疗，其中包括牙箍、牙套、牙桥或义齿吗？＿＿＿＿＿＿＿＿＿＿＿＿＿＿＿＿＿＿＿＿＿＿＿＿＿＿＿＿＿

＿＿＿＿＿＿＿＿＿＿＿＿＿＿＿＿＿＿＿＿＿＿＿＿＿＿＿＿＿＿＿＿＿＿＿

＿＿＿＿＿＿＿＿＿＿＿＿＿＿＿＿＿＿＿＿＿＿＿＿＿＿＿＿＿＿＿＿＿＿＿

　　你是否使用过指定的矫形器、后跟垫和足弓垫，或接受过其他足部和脚踝问题的治疗？＿＿＿＿＿＿＿＿＿＿＿＿＿＿＿＿＿＿＿＿＿＿＿＿＿＿

＿＿＿＿＿＿＿＿＿＿＿＿＿＿＿＿＿＿＿＿＿＿＿＿＿＿＿＿＿＿＿＿＿＿＿

＿＿＿＿＿＿＿＿＿＿＿＿＿＿＿＿＿＿＿＿＿＿＿＿＿＿＿＿＿＿＿＿＿＿＿

＿＿＿＿＿＿＿＿＿＿＿＿＿＿＿＿＿＿＿＿＿＿＿＿＿＿＿＿＿＿＿＿＿＿＿

同意接受治疗与身体检查

　　非常感谢你为我们提供了你的个人病历和详细信息。在 MFR 治疗过程中，我们会就有关你个人医疗信息和当前疾病具体信息进行讨论，并对你的身体进行检查。我们将对你当前的症状进行深入的评估，同时开展其他相关检查。该部分要求你穿着内衣。在治疗期间，我们会使用床单或毛巾进行遮盖。

　　在后续治疗中，我们将进一步评估，以确定姿势与功能产生的变化，以及出现的症状。

　　儿童必须在父母或监护人许可下接受治疗。

　　客户签名 ＿＿＿＿＿＿＿＿＿＿＿＿＿＿＿　日期 ＿＿＿＿＿＿＿＿＿＿＿＿＿

　　治疗师签名 ＿＿＿＿＿＿＿＿＿＿＿＿＿＿　日期 ＿＿＿＿＿＿＿＿＿＿＿＿＿

病　史

　　病史提供了有关客户手术、骨折、意外情况或其他受伤情况的详细信息。你还需要了解他们目前服用的所有药物，其中包括处方药、非处方药、营养补充剂、维生素类药物、矿物质类药物和中草药。如果客户服用的不是 MFR 禁忌药物，你需要知道该药物的服用剂量以及服用时间。如果你对某些药物不太熟悉，需要询问客户服用的是什么药物、药物会产生什么药效、服用了多长时间，以及服用该药物期间是否不能接受 MFR 治疗。你可以购买药物字典和索引书了解所需的药物信息，你也可以致电客户医生获取更多相关信息，并在网上搜索相关资料。

　　你还需要了解客户近期是否因为疼痛正在接受其他的治疗，如全科医生、门诊、咨询师、理疗或疼痛诊所的治疗。

　　你需要确定当前客户是否可以接受 MFR 治疗。我更加倾向于为那些腹部不适并且尚未转交给胃肠专家的客户提供治疗，而不是为那些已经看遍全科医生和专家并已在诊所接受治疗的客户提供治疗，因为几乎没有人能够找出疼痛的原因。确定客户是否可以接受 MFR 治疗应该在客户预约时提及，以防浪费你与客户的时间。

有效提问

　　有效提问涉及提供完整描述性答案的问题。封闭式问题的答案为是或否，如下所示。

- 你跟医生谈过该症状吗？
- 产生的不适感会影响你的睡眠吗？
- 不适感会持续一整天吗？

　　有效提问涉及的是开放式问题，需要的答案不止是或否。这些问题让客户参与对话，并提供更多信息。有些客户已找寻多名专家会诊，但其症状始终未得到理解和确诊。客户可能觉得这些专家并没有认真倾听，因此四处奔波寻医。开放式问题让客户相信你对他们感兴趣，而不只是帮助他们缓解不适感。你要让他们知道，他们不是一个标签、一种情况或一个统计数据，而是一个需要你付出时间、感情和精力的人。

　　以下是一些开放式问题示例。

- 你如何描述症状？
- 专家咨询进展如何？
- 症状对你的影响是什么？
- 症状是怎么开始的？

如果客户正在接受其他手法治疗，例如物理治疗、整骨疗法和脊椎按摩，MFR 可以增强这些疗法的效果。组合疗法存在的问题是，你无法明确什么疗法有效、什么疗法无效。许多治疗师优先实施软组织治疗，再实施徒手骨性结构调整，让组织得到充分放松以接受调整，并使治疗效果持续更长的时间。

治疗经验

我总是跟我的客户说，如果他们享受某种针灸、按摩或能量疗法，并且能够从中获益，那么应该继续接受该项治疗，这能够强化他们的放松过程。我让他们知道，这些疗法都是相辅相成的，可以增强 MFR 的疗效。

咨询表中要列出各种情况，并询问客户是否出现过这些情况，包括先天性疾病和禁忌情况，以及想要接受 MFR 治疗的主要原因或次要原因。基本情况（病情）是客户接受 MFR 治疗的原因。你需要了解以下内容。

- 什么症状？
- 何时出现？
- 如何出现？
- 是否旧伤复发或疼痛？
- 如何影响客户？
- 妨碍客户做什么？
- 是什么让症状有所改善？
- 是什么让症状有所加剧？

花时间与客户讨论所有症状，要求客户描述不适症状以及是否在一天中有所改善。

由于大多数接受 MFR 治疗的客户均出现慢性和不适的症状，你通过骨科物理评估疼痛级别（其中数字 1 表示最小级别疼痛，数字 10 表示最大级别疼痛）可以获得巨大的帮助。疼痛级别帮助客户描述他们当前的不适程度、是否处于最糟糕的时候，以及疼痛对日常生活的影响程度。你也可以增加一些问题，询问他们感觉美好和感觉糟糕的一天里的不适程度。许多治疗师喜欢提供身体构图，以便客户指出他们感到不适的位置，并确定感到紧张、麻木或刺痛的区域。表 2.1 中便涉及此类内容。接着，你还需要一个提供主观信息的身体图表和另一个提供客观信息的身体图表。

你还需要了解客户是否接受过检测、扫描或 X 射线检查，以及是否从中获得结论，同时还要了解客户从医疗服务提供者那里所接受的所有治疗，以及是否有效。该表应该提供一些空白栏目以供客户填写其他信息，说明寻求治疗的原因。相关示例参见表 2.1。该表可以为客户提供空白栏目写出他们采用其他治疗方法未得到解决的问题。

例如，客户可能会认为他们的症状与食物不耐受和过敏反应相关，或者与情绪、工作、压力或分娩困难相关。

提示
- 确保客户在病历表中签署名字和日期，如有需要则提供副本。有些治疗培训机构和会员组织还要求治疗师在咨询、后续评估和治疗中签名。请联系有关组织获取相关指导。
- 有些客户急于接受治疗，而未充分、准确地填写初始咨询表。出于保护你与客户的目的，请一起填写表格，尽量确保你拥有跟踪治疗进展所需的信息。

关键的后续问题

你可能会考虑以下事项，因为它们直接影响客户身体功能，甚至可能导致功能障碍和不适。

- 问客户从事的工作，是否需要全天站着或坐着，是否很少或没有走动的机会。客户是否全天使用计算机或开车？客户从事的职业直接影响你对姿势的评估。
- 注意客户是使用计算机和鼠标还是使用笔记本电脑放在大腿上（膝上型）进行工作。整天坐在办公室的客户通常会出现骨盆前倾及背部不适。
- 出现腰部问题和骨盆失衡的一个关键原因是经常双腿交叉坐着或长时间在裤子后面口袋装着钱包或手机的情况下坐着。这些姿势会让骨盆长期处于不平衡状态，导致功能障碍和不适。
- 其他因素还有穿新跑鞋或长时间穿无足弓支撑的旧鞋，其中包括穿不合脚的拖鞋。

- 睡眠姿势也是要考虑的因素，因为长期保持一个姿势会影响背部、肩部和颈部，特别是睡觉时采用趴着睡或手举过头顶的姿势。
- 你还需要了解客户是否经常参加运动或去健身房，以及客户的爱好。重复性劳损可能导致客户不适，因此在姿势评估的范围内。
- 确保询问客户其颌部是否有任何问题或戴护齿。大多数客户没有意识到，其实下颌紧张与身体其他部位的紧张和不适存在一定的关系。
- 询问客户是否使用鞋垫或后跟垫。如果使用后跟垫，请尽量了解更多相关信息。如后跟垫是特别定制的，还是在柜台购买的？第一次用它们的原因是什么？客户使用足部矫形器不仅仅出于足部和脚踝疼痛和不适，还出于背部问题、骨盆失衡、双腿长度有差异，甚至颌部疼痛。如果为经常使用矫形器的客户提供 MFR 治疗，你必须了解客户使用矫形器的原因才能持续帮助他们缓解症状。否则即使花大量时间为客户提供 MFR 治疗找回身体平衡也无济于事，因为当客户穿回鞋子，又会回到原来的样子。
- 如果客户出于疼痛和不适而接受矫形器治疗，请与客户和专家合作，帮助客户摆脱矫形器。向客户解释，使用后跟垫会一直存在腿长不一和骨盆失衡的情况。你提供 MFR 治疗的目标是平衡整个身体，让客户摆脱矫形器。在其他相关医疗保健专家的同意和理解下，逐步推进治疗进程。

身体评估

在完成初步提问和客户医疗与个人信息表填写之后，进行身体评估，该评估可分为两部分：站着评估（姿势评估包括视觉和触诊评估）和躺在治疗台评估（触诊评估）。触诊评估将在第 4 章介绍。身体姿势评估与触诊评估必须获得客户签名同意。通过视觉姿势评估能够看出客户身体平衡与失衡的程度。至少，你应该注意到哪些部位是平衡的、哪些部位是失衡的，施用一些技术，再观察发生了什么改变。在治疗开始或结束进行视觉姿势评估和触诊评估，能够增强疗效，帮助你与客户观察治疗过程。

功能评估内容取决于治疗形式。大多数物理治疗师、脊椎按摩师、整骨师、运动按摩师和按摩治疗师会定期筛查客户关节和肌肉的活动范围，而整体按摩师和放松按摩师则不会。重要的是在治疗前后都进行充分的评估，以确定治疗进展，并帮助客户观察治疗带来的变化。

MFR 的治疗过程可以包括以下部分或全部环节。

- 先用视觉评估方法评估站姿，再进行触诊评估。
- 运动和步态分析。
- 骨科评估和特殊测试。
- 关节角度尺（用于测量关节活动度的工具）测量。
- 姿势照片拍摄（仅在客户允许的情况下）。

根据你的治疗范围，身体评估可以采用各种评估方法。在每次治疗过程中，询问客户有关最近一次治疗的反应以及当前出现的症状。本书描述了有关姿势（本章后面讲述）和触诊（第 4 章讨论）的评估工具。针对关节活动范围和步态评估的测试需要特殊训练，不在本书讨论的范围之内。

提示
- 要求客户提供所有有关受伤、意外事故和手术的详细信息，因为若筋膜系统存储了一生的伤害事件，筋膜的功能和形式就会被影响。
- 要求客户在治疗当天不要使用身体保湿霜或美白产品，因为这些产品可能会导致你的手在客户皮肤上打滑。
- 客户通常穿着内衣接受治疗。然而，有些客户可能喜欢穿宽松的短裤和背心。
- 前扣文胸和运动胸罩会对在客户背部实施MFR治疗造成困难。询问客户是否愿意摘下文胸接受相应的覆盖物，要求客户在后续治疗中穿戴替代品。
- 由于MFR是在直接接触皮肤的情况下实施的，某些技术可能需要你的手在客户的文胸带和内衣的边缘滑动。始终征求客户的同意。如果你认为有必要，请在咨询表同意部分添加标注。

姿势评估

姿势评估的目的主要是获得身体结构对称和平衡的信息，而不是诊断客户的不适。有许多种观察人体和了解功能障碍的方法。如果一条腿相比另一条腿外旋，我们会看到该条腿的髋关节外旋肌缩短。然而，骨盆失衡和腰部功能障碍也会导致腿部向外旋转。进行姿势评估的简单方法是寻找平衡和失衡的地方。

你还必须考虑到，当客户站立时，可能因旧伤、重复性运动劳损、工作姿势甚至睡姿的重复紧张模式而处于代偿性习惯姿势。你所看到的情况可能是目前功能障碍和不适的原因所在，然而还有些原因隐藏得更深，因而客户可能未能得到充分治疗或根本没有接受过治疗。

站立时，身体必须克服地心引力并采用一种最有效且不痛的姿势。没有人会整天站着，客户在站立时可能不会产生任何疼痛。如果在提供治疗之前找到平衡和失衡之处，你便可以在治疗期间和治疗后的重新评估中看到改变。没有人的身体是完全平衡的，身体也不需要完全平衡。你的目标是帮助客户恢复无痛而积极的生活方式。如何实施视觉姿势评估和触诊评估取决于你。重要的是，你要比较初始评估与后续评估。在触诊评估和实施其他技术时，如果你需要触摸客户的身体，则要确保手法轻柔。通过有效对话与客户进行沟通。

以下是视觉姿势评估的步骤。

1. 要求客户脱去内衣之外的其他衣服，其中包括袜子。在所有视觉姿势评估中，你必须尽可能观察和感觉客户的皮肤。如果客户觉得穿着内衣站着不舒服，可以穿短裤或泳装（女式两件式泳衣）。
2. 如果客户留长发，则要扎起来，以便你观察和触摸颈部和头骨的位置。我在治疗室的抽屉里会常备一包为客户准备的发带。
3. 要求客户采用自然的站姿。许多客户刻意站得又高又直。不幸的是，这让身体处于不自然的姿势。建议客户放松，摆出正常的姿势。
4. 查看身体前面、后面和两侧的平衡和对称情况，记录下来。

治疗经验

即使客户理解姿势评估，也没有人喜欢被人盯着看，特别是仅穿着内衣时。尝试通过谈话让客户放松，注意治疗室的温度。

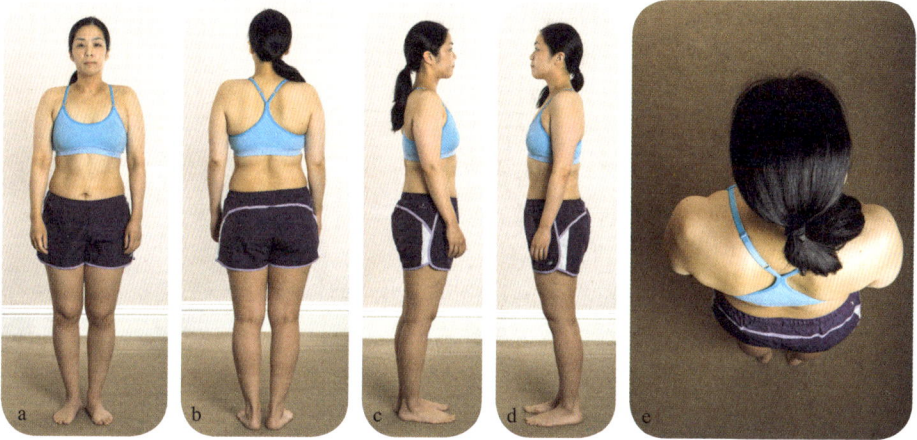

图2.1 观察身体（a）前面、（b）后面、（c、d）侧面和（e）横断面的姿势

查看 5 种视图下身体的姿势问题（见图 2.1）。

- 前视图。
- 后视图。
- 右侧（侧面）视图。
- 左侧（侧面）视图。
- 从顶到底（横断面）视图。

身体拥有两条铅垂线，一条代表从左右方向观看身体前后平衡，另一条代表左右侧视图的重心（COG）平衡。前、后视图的中心铅垂线从身体中间切分，前面从双脚中间向上切分至耻骨联合、肚脐、胸骨、胸骨柄、颌部、鼻子、两眼和头顶，后面相应地从双脚中间垂直向上切分至尾骨、脊柱和头顶。侧面铅垂线则从侧脚踝中间向上切分至膝关节、大转子、腰椎中间、肩峰、颈椎中间、耳朵和头顶。

分析前视图，客户是否存在以下姿势问题。

- 大脚趾是否对等、内翻或外翻，或偏移？
- 双脚足弓是否塌陷、外翻或内翻？
- 脚踝和足部是否向外旋或向内旋？
- 髌骨是否朝向前方或朝向某侧？
- 双腿是否内翻、外翻或笔直？

- 双腿肌肉的强壮程度是否一样？
- 髂前上棘（ASIS）和骨盆缘是否水平对齐？
- 胸部是否与骨盆顶部水平对齐？
- 肚脐是否位于腹部中间或偏向一侧？
- 肋骨的拱形部分或角度是否水平对齐？
- 胸部或乳房区域是否水平对齐？
- 胸锁关节（SC）是否水平对齐？
- 颈椎至肩峰的距离左右两侧是否对等？
- 肩带与胸部和骨盆顶部是否水平对齐？
- 耳朵是否水平对齐？
- 头部是否在颈椎上倾斜或侧弯，或者呈现旋转？
- 双臂在身体两侧是否水平对齐？
- 双臂是否外旋或内旋？
- 双臂与身体两侧之间的空间是否相同？
- 眼睛是否水平对齐？
- 颌部是否水平对齐？
- 鼻子是否位于中心线或偏向一侧？

分析后视图，客户是否存在以下姿势问题。

- 双脚足弓是否塌陷、内翻或外翻？
- 脚踝和双脚是否外旋或内旋？
- 跟腱是否水平对齐？
- 小腿肌肉是否对等？
- 膝关节背面皱褶是否对称？
- 双腿是否内翻、外翻或笔直？
- 骨盆下方或双脚上方的部分是否对等？
- 臀部是否对称？
- 髂后上棘（PSIS）和骨盆缘是否对等？
- 胸部与骨盆顶部是否水平对齐？
- 背部（或腿部）是否对称？
- 肩胛骨是否对等或突起呈翼状？
- 两侧身体与手臂之间的空间是否对等？
- 双臂是外旋还是内旋？
- 双臂在身体两侧是否对齐？
- 颈椎至肩峰的距离左右两侧是否对等？
- 肩带与胸部和骨盆顶部是否水平对齐？

- 耳朵是否水平对齐？
- 头部是否倾斜或侧弯，或在颈椎上呈现旋转？

分析侧视图，客户是否存在以下姿势问题。

- 身体某些部位更倾向于铅垂线前面或后面？
- 膝关节处于过度伸展状态，还是处于过度屈曲状态？
- 髋部位于铅垂线前面或后面？
- PSIS 与 ASIS 是否水平垂直于同一平面？（女性的 ASIS 通常略低于 PSIS。）
- 脊柱某些部分更偏向于铅垂线前面或后面？
- 头部是否前伸或缩回？
- 颈椎是否平直或弯曲？
- 头部是否向后倾？
- 身体两侧是否对称？

站在客户后面可以清楚看到其在横断面的姿势问题。告知客户你要做什么，然后观察他的背部，看看臀部是否对等置于双腿之上、胸部是否对等置于臀部之上、肩部是否对等置于胸部之上、头部是否对等置于肩膀之上（见图 2.2）。如果需要可以站在凳子上面，这样可以清楚地确定平衡程度（或失衡程度）。这可以向你提供侧视图所观察的东西出现的旋转关系。如果你在右

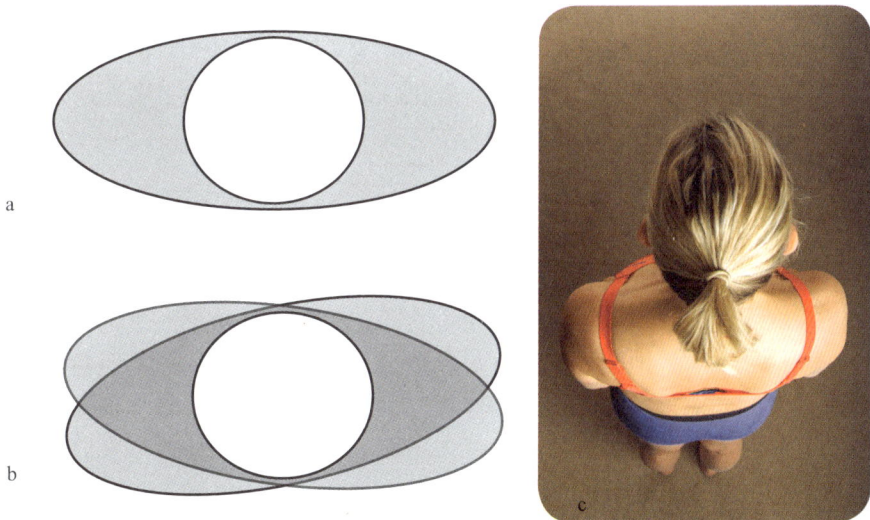

图2.2 横断面姿势评估。头部与肩部应该在一条线上（a），并且肩部均匀地位于胸部和髋部之上。如果横断面不平衡，则肩部相对于头部呈现旋转（b）。此人髋部与双腿不平衡，胸部与髋部不平衡，其身体右侧比左侧更加偏前面，身体右侧向左旋（c）

侧视图观察到上身相比左侧视图偏铅垂线前面，那么采用横断面向下看的方式，你会看到身体左旋。

如果你对实施姿势评估有信心，你可能需要其他因素帮助你区分平衡与失衡。如果你对实施姿势评估不够自信，只使用四个视图中的五个或六个标志点，并在姿势评估图表中做记号。我使用的标志点是踝骨、膝关节、从前面至髂前上棘、从后面至髂后上棘、从背部至肩胛骨下角、从前面到胸锁关节、肩膀和耳朵。在侧面，我通常会观察客户的脚踝、膝关节、骨盆、胸部和耳朵。

图表符号

如果你与其他治疗师共同为一个客户提供治疗，你们需要使用相同的术语和速记符号，以确保彼此了解对方的备注。从绘制人体结构对称性和不对称性的图表开始。如果你在前视图中看到客户的一侧肩高于另一侧肩，那么在这两者之间画一条线，用一个符号表示哪侧肩高。在前视图和后视图中找出不对称之处实施上述操作。

在侧视图中，在客户身体偏向侧铅垂线的前方或后方绘制箭头记号。在疼痛和紧张区域画阴影或叉号，如果在客户咨询表中的主观评估部分已提及，则不用标记。尽可能多做笔记或拍摄照片（在得到客户许可的情况下）。

你可以将看到的全部信息添加至客户提供的资料中，以便更好地了解客户的疼痛情况和功能障碍。综合姿势评估有助于你在治疗中和治疗后进行重新评估（实施与最初相同的评估）。这些信息会向你提示客户的哪些身体部位发生了改变，如哪些身体部位有所软化、哪些身体部位的平衡性增强，这有助于你确定下一步的治疗方案。

观察足部和腿部

从前、后视图查看客户的足部和腿部。在耻骨联合到双脚之间的地面画一条垂直虚线。想象双腿之间有两个直角三角形。三角形一边是铅垂线，一边是腿，另一边是地板。两个三角形宽窄相同吗？较窄的三角形通常位于腿部承载大部分体重的身体一侧。你可以询问客户使用哪条腿承载大部分的体重。有些人能够清楚告诉你，有些人不能。你可以在姿势评估表的角落绘制出这个三角形，用于稍后的重新评估。

重力经由脊柱传至骶骨底部，接着均匀分布于左右两侧的髋臼，经由股骨、胫骨、脚踝至跟骨。筋膜系统对抗重力，有利于稳定整个身体。为了应对异常拉力、紧绷的状态、紧张和疼痛，身体试图采用一种最有效且无痛的方式实施最佳调整。这可能会导致体重分布不均匀。当维持某一姿势感到疲惫时，身体就会慢慢地移位，这样才能支撑施加在身体上的张力。最终，需求变得过多，从而导致疼痛和功能障碍。

这个问题不像扁平足、髋骨前旋、腰椎侧弯或翼状肩胛那么简单。由于筋膜系统连接所有骨骼、肌肉、神经和血管，因此身体是一种从头至尾完全不间断的完整系统。如果腿部失衡，体重不均匀分布于双腿，腿部便无法为上身提供坚实的基础，必然出现代偿。

观察骨盆

第 4 章将进一步介绍如何观察骨盆，以及如何在触诊评估中对 ASIS 和 PSIS 做解剖标志。该部分为你提供有关身体的平衡与功能信息，让你更加深入了解整个系统的功能障碍。当这些点不在相同水平面上时，盆腔内部会出现失衡，导致内部受到挤压和扭曲而引发内部症状。许多书和参考文献指出，ASIS 应该比同侧的 PSIS 稍低（即骨盆轻微前倾），特别是对于女性来说。然而，如果你从前面看到左右侧 ASIS 之间有高度差异，这意味着骨盆一侧比另一侧更加向前倾。这表明骨盆失衡。

观察颌部

颌骨是身体中唯一的双侧关节骨。颌骨在头部两侧均有滑膜关节和关节盘。人体中出现的大多失衡和功能障碍都会呈现在颌骨上。患有盆腔功能障碍和背痛的客户通常伴有颌骨问题病史，有些客户是戴着牙箍和牙套而引起这一病症的。

许多客户抱怨下颌有异响，多次看牙医均未得到解决。张拉整体结构模型中的筋膜网络与骨间隔之间的关系清楚地表明，颌下方整个结构必须平衡才能解决疼痛和功能障碍的问题。

实践操作：骨盆功能障碍评估

我们通过实际测试解释骨盆的移动方式和功能障碍的由来，帮助客户了解将身体视为一个整体的原因。采用下列步骤为客户提供指导。

1. 站立，双手置于 ASIS 上方的髋骨。
2. 确保双脚对等位于髋部下方，朝向前方。
3. 在不移动双脚的情况下，向左旋转髋部和身体。
4. 注意观察骨盆右侧如何向前、向下倾，以及骨盆左侧如何向背、向后和向上倾。
5. 注意双腿发生了什么变化，右腿是否居中或内旋，左腿是否同时侧旋或外旋。
6. 现在感觉双膝；右膝弯曲，同时左膝延伸。
7. 现在感觉双脚；右脚足弓下降，重心置于右脚内侧和左脚外侧。

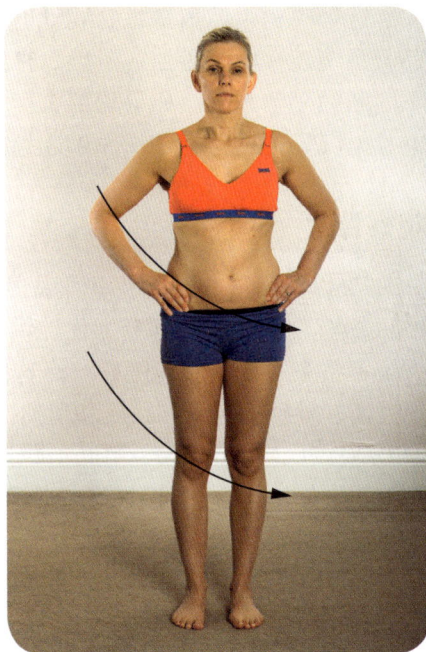

你现在可以清楚看到，骨盆失衡如何引起足部和膝关节问题，以及足部问题如何引起腰部问题。因为支撑脊柱的骨盆得不到下方均匀的支撑。

实践操作：功能失衡评估

　　每个人都有优势侧，惯用一侧睡、工作或运动，惯用的一侧会出现代偿性疼痛与功能障碍。下面将列出一些简单的方法帮助你了解身体某侧缩短和变紧对整个系统产生的影响。

1. 站立，将臀部与肋骨拉向身体右侧，足不离地。
2. 当身体的一侧缩短时，另一侧肩膀会向上提。你正在做的是侧弯腰椎并缩短一侧。接着，颈部向上提，肩部侧弯，此时会出现紧张感和拉伸感，骨盆、胸椎与肩胛带会出现失衡，最终导致疼痛。如果身体任何部位缩短，会造成整个身体出现失衡。
3. 大多数人均患有某种程度的颈椎失衡，其中常见的为头前伸，即头部相对胸部向前移，这会导致组织通过异常拉力来稳固和支撑头部。当颈椎受损时，由于骨性结构与软组织结构之间的关系，所以会大幅度削弱肩部的正常功能。
4. 如果从下颌开始画一条铅垂线，则该条线应该经过胸骨柄，如图所示。在大多数情况下，会经过胸骨向下约 2 厘米。在技术上，凡是超出胸骨柄均称为头前伸。
5. 站立，收下巴，伸直颈椎。
6. 采用这个姿势，双臂两侧外展抬至头顶，像在做肩胛骨滑行测试。
7. 感觉举双臂非常轻松。
8. 放松颈部和下颌，下颌向前伸，采取头前伸姿势。
9. 再次外展双臂并抬至头顶。这次不太轻松了吧？

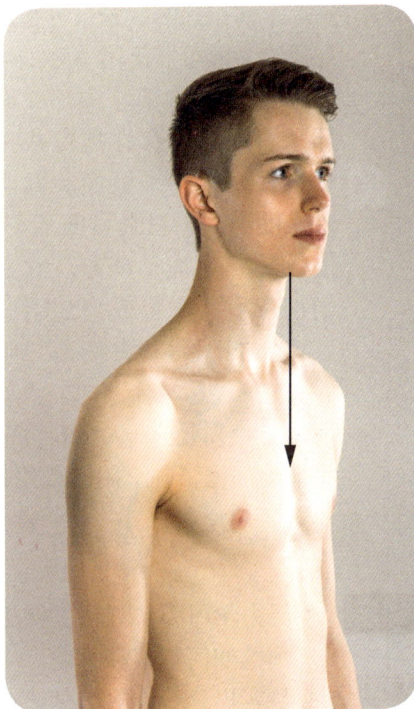

　　要解决肩膀问题，你必须获得胸椎与颈椎的平衡，以及胸椎与骨盆、腿部和足部的平衡。

实践操作：筋膜拖动

在完成姿势评估之前，应该看看筋膜拖动情况，组织拖动与扭曲是由张力造成的。通常能够从客户的姿势中清楚观察到筋膜拖动情况。

1. 站在离客户远一点的地方，以模糊的焦点来观看其整个身体。

2. 将骨盆想象成一个杯子。看看杯子是否在任何地方出现溢出现象，或被拖曳至一侧？

3. 观察皮肤和深层组织是否呈向一个方向拉扯的状态，看起来好像这个人习惯使用一侧？

4. 观察客户的胸部、颈部、面部和下颌是否存在拖曳或拉动现象，看起来好像脸部两边长度不同，双眼高低不平。这就是筋膜拖动现象，它是创伤、不良姿势或炎症引起系统功能障碍和失衡而导致的。

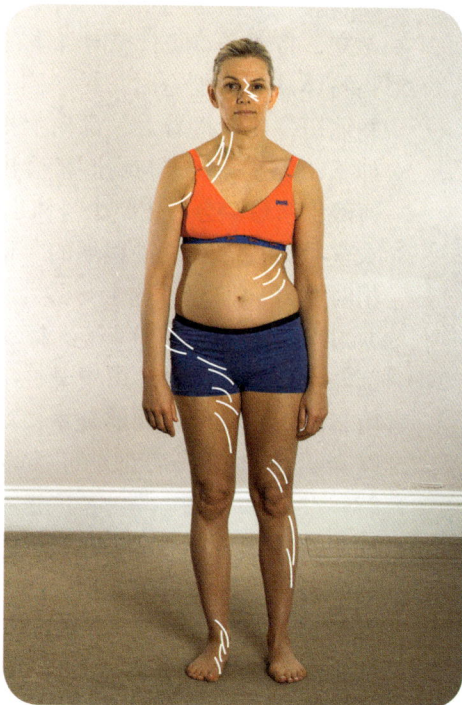

5. 使用颜色对比明显的钢笔或铅笔，在人体结构图中找出你观察到的筋膜拖动部位，画上阴影或线条。

正如姿势评估的其他部分一样，治疗后重新评估筋膜的拖动情况。

提示
- 努力学习姿势评估。实施次数越多，学到的知识越多，你将会更加理解如何观察和感觉。
- 与客户分享你的信息。这有助于他们了解治疗过程，并提供有关治疗进展的见解。
- 在治疗期间使用初次咨询时的疼痛级别进行重新评估。这能够不断地帮助你与客户了解治疗效果。

小　结

当结构失衡时，会出现张力线以维持应变模式，从而加剧不平衡。最终，一些组织会慢慢变短，一些区域会因对抗拉力变得紧绷，以及因过度收紧变厚。这就是引起疼痛的原因。客户可能出现腕管综合征、肩周炎或腰部疼痛，你必须问出现这些症状的原因。MFR 并非针对疼痛部位提供治疗的对症疗法。相反，你要识别身体疼痛，并观察和感觉是由身体哪个位置的张力发生变化导致疼痛的。各种治疗模式的姿势评估大相径庭。

有些治疗师不对站姿进行评估，而是实施治疗表中的所有评估。评估过程通常涉及观察和感觉，先对疼痛部位进行分析，接着采用特定技术解决问题。这种方法并不适用于所有人，如果你保持一种能够找到问题的心态，那么你会找到问题所在。因此，谨慎的做法是，花时间评估并将每个人都看作是独一无二的。如同所有事情一样，姿势评估技术需要时间和经验的累积才能得到改善。即使你对姿势评估已经非常熟练，也要尝试从筋膜角度审视你的评估过程，找出造成结构失衡的筋膜拖曳、拉扯和张力线。

始终在姿势评估之后实施触诊评估（将在第 4 章介绍），向客户描述你正在寻找和感受的部位。从开始咨询至治疗结束始终保持沟通流畅，这能反映出你的信心和用心，让客户在治疗中感到轻松，对你的能力充满信心。

关注你所看到的，这非常重要，但是如果你不知道从何处开始治疗，那么这样做的意义不大。一个简单的方法是从疼痛部位开始治疗，施用几种技术后再重新评估，看看有什么变化。注意不要集中治疗疼痛部位，而是要治疗整个身体，因为没有任何部位是孤立存在的（张拉整体）。寻找疼痛部位，以及导致功能障碍的其他部位。或者，从你认为会对结构产生最大变化的地方开始，施用一些技术之后重新评估，并从那里继续实施治疗。

简答题

1. 为什么倾听客户很重要？
2. 在裤子后面的口袋装着钱包或手机的情况下坐着会造成骨盆不平衡吗？
3. 执行姿势评估时使用的五个视图是什么？
4. 要征求客户同意才能进行治疗吗？
5. 身体中唯一的双侧关节骨是什么？

第3章　准备与沟通

　　MFR是一种手法治疗，其禁忌证和治疗指南与普通按摩相似，差异甚小。除了咨询和评估以外，治疗师在提供治疗之前还需解决一些问题，其中包括施用MFR的问题、禁忌证。此外，你还需要评估客户是否适合接受MFR治疗。

　　与其他治疗方法相同，恰当地布置治疗室以及提供治疗不仅会让你看起来更加专业，同时还会延长你的职业生涯。让客户在整个治疗过程中感到舒适自在，并且与客户讨论接受治疗的原因以及对治疗的反应，能增强你的信心，同时也能使客户对你更加信任。

禁忌证

　　MFR并非是一种核心资质，运动疗法和物理疗法等课程通常包含软组织和筋膜基本技能。许多治疗师对病理学和禁忌证非常熟悉，通常选择将MFR技术作为一种康复方法。培训的核心部分必须包括禁忌证相关的知识。例如，MFR物理治疗师比按摩治疗师更容易接触出现这些禁忌证的客户。如需进一步了解相关说明，请咨询相关管理机构。

如果你发现客户的症状呈现潜在的病理状态，或者你无法确定客户的症状是否为禁忌证，同时你又没有资质治疗该病症，请将客户转介给医生。重要的是不要对客户造成任何伤害。

以下为 MFR 禁忌证列表，包括全局禁忌证和局部禁忌证。在存在局部禁忌证的情况下，你可以远离禁忌区域为客户提供治疗；如果是全局禁忌证，则不应该为该客户提供任何 MFR 治疗。

全局禁忌证

- 使用酒精。
- 发烧状态（高温）。
- 系统性感染。
- 传染性感冒和流感。
- 急性循环系统疾病和急性血液病。
- 深静脉血栓和动脉瘤。
- 不受控制的高血压，通常涉及抗凝血治疗。
- 待诊或原因不明的严重肿胀。
- 待诊或原因不明的严重疼痛。
- 待诊或原因不明的肿块。
- 体重剧减或剧增。
- 待诊或原因不明的呼吸问题。
- 待诊或原因不明的肠部与膀胱问题。

局部禁忌证

- 裸露的伤口。
- 缝线或缝针。
- 骨折愈合。
- 皮肤过敏或炎症。
- 传染性皮肤病或晒伤。
- 放射治疗。
- 局部感染。
- 可的松治疗（特定区域要等待三四天）。
- 骨髓炎（避开发炎区域；如果客户有其他系统症状，勿提供治疗）。
- 骨质疏松或晚期退行性变化（避开有症状的区域）。
- 风湿病（避开发炎部位）。
- 严重的静脉曲张。

在接受 MFR 治疗期间，客户需要关注和描述自己的感觉。如果客户服用导致感觉迟钝的药物（如抗抑郁药），其可能需要更多的时间和帮助才能对治疗做出反应。服用抗抑郁药并不意味着该客户患有抑郁症。这一药物也可以用于治疗其他病症，例如慢性疼痛和失眠。务必要询问客户服用药物的原因，并在治疗期间考虑这一因素。

在客户感冒的情况下，应拒绝提供治疗。这不仅是为客户着想（因为会增加感染的可能性），也是为自己负责。如果客户把感冒传染给自己就不能工作了，而自己也可能会将感冒传染给其他客户。请考虑在网站或手册中列出该注意事项，要求客户在体温高于正常水平或患有感冒、流感或胃病时取消预约。向客户解释保持治疗室无菌的重要性。

反之，如果你患有传染疾病、感冒或流感，不应为客户提供治疗。除了传染疾病的问题，治疗师在提供治疗过程中擤鼻涕和咳嗽也会让人感觉不太专业。此时你可能需要休息几天，不要将细菌传给客户。

MFR 在针对瘢痕组织与粘连及癌症（正在接受化疗、放射治疗和缓解的恶性肿瘤）这些患者进行治疗时，有一些禁忌需要特别注意。

治疗经验

为患有神经性疾病、肌肉痉挛和其他痉挛疾病的客户提供治疗时，需要给予更多照顾和考虑。这些客户可能还需要你提供支撑和稳定方面的治疗，以从 MFR 中获得最大的益处。

我曾经为几个患有多发性硬化的客户提供 MFR 全身治疗，客户从中受益良多；该疗法能够轻松地帮助他们行走，获得平衡。

瘢痕组织与粘连

使用 MFR 治疗瘢痕和粘连非常有效，能够为客户带来极大的益处。MFR 疗法不仅可以软化、平复瘢痕，同时还能放松所有受限的血管、神经和器官。由于 MFR 是用于治疗筋膜致密化和软组织适应的合适疗法，因此可以使用本书中的许多 MFR 方法有效治疗损伤或手术导致的瘢痕和粘连（有关瘢痕组织治疗的技术，请参阅第 10 章）。确保等待 6 至 8 个星期后再为瘢痕提供 MFR 治疗。在此之前，可以选择在切口部位上方和下方提供治疗。

癌症

MFR 是适合治疗癌症患者的一种疗法。多年来，为癌症患者提供按摩的安全性存在争议。然而，实践表明，一般性全身按摩有利于癌症患者的健康。你可以为晚期癌症患者和正在接受化疗和放射治疗的患者提供 MFR 疗法。但是，为癌症患者提供 MFR 疗法通常需要获得客户全科医生或肿瘤医师的批准。

提示
- MFR 适用于任何年龄段的客户。
- 你有资格治疗急性损伤；在治疗损伤时，MFR 技术可以作为治疗方法的一部分。
- 完全理解 MFR 所产生的反应至关重要。在赛事或演出当天为运动员或表演者提供 MFR 治疗时，治疗可能会影响他们的肌肉力量和本体感觉。因此，治疗师必须与客户讨论该问题。
- MFR 对运动员和经常锻炼身体的人能起到重要作用，因为该疗法可以保持并提高他们身体的灵活性和机能。

设备和房间的准备

提供 MFR 治疗几乎不需要任何设备。做好以下几点有助于客户进入治疗室时有宾至如归的感觉。
- 治疗室保持清洁、温暖、安静和舒适，如有需要可以播放音乐。
- 布置客户椅和安全放置物品的地方。
- 治疗室门背面提供衣架或挂钩。
- 准备长袍或睡袍，以备客户需要中途离开房间上厕所时使用。
- 准备咨询表、人体结构图、案例注释、备用纸，以及钢笔或铅笔。
- 治疗台要牢固，且可调节，带有护面板。
- 准备治疗师凳。
- 准备两个枕头、枕垫、毛巾或床单，以及供客户盖的毯子。
- 准备治疗工具。
- 准备消毒洗手液和纸巾。
- 准备备用的发带或橡皮筋。
- 准备饮用水。

许多治疗师会提供毛巾盖住客户身体，但是大多数毛巾不足以盖住全身。

如果你需要盖住客户全身，选用床单更加实用；使用一条床单覆盖治疗台，用一条床单盖住客户的身体。床单比毛巾更易于清洗。由于客户在治疗过程中有时需要做三个或四个姿势，治疗台专用纸巾通常会被扯落在地，因此非常不实用。

治疗台的高度相当重要。大多数 MFR 治疗师会将治疗台的高度设置为中等或稍高，以便在治疗期间借用体重，优化人体力学结构。治疗台太高的话，治疗师在实施治疗时会耸肩；太低则会伤害治疗师的背部，并导致其过度伸展手腕。在施用技术时，身体机制使用不当最终会导致各种病痛。

治疗台的平均宽度约为 69 厘米；虽然采用较宽的治疗台能够让客户感到更加舒适，但是这需要你在实施治疗技术时将手伸展得更远。这最终会导致你的身体僵硬和酸痛。如果采用较窄的治疗台，例如移动治疗台和美容椅，客户在休息时两侧手臂会滑落。

治疗经验

我认为，治疗台是否具有呼吸孔，或者是嵌入治疗台末端孔位、表面材质为软泡沫的护面板，并不重要。对于身高较高的客户，护面板可以加长治疗台，但是你坐在末端时，它可能会妨碍你。呼吸孔简便易用，使治疗台易于移动。

治疗台需要相对坚硬一点。如果表面太柔软，治疗师触诊时客户的身体会陷入泡沫中。如果治疗台太硬，你可以在其上面放置被子，或放置一张露营垫或瑜伽垫，让客户感觉更加舒适。

弹簧锁定系统是配置治疗台时需要重点考虑的。治疗台平均承载重量约 350 磅（约 158.76 千克）。弹簧锁定系统在其下方配备缆绳以提供额外的支撑和稳固性。有些治疗台中间配备额外床脚，如果治疗台需要固定于治疗室，则这会提高其稳定性；如果治疗台需要经常移动，则会增加其重量。治疗台也可以配备供客户坐起的升降靠背，但是配备该装备不太必要，因为它不仅会增加桌子的重量，而且额外装置的螺母和螺栓会使治疗台吱吱作响。

在实施 MFR 时，你通常会通过跪、坐或倚靠治疗台来支撑客户。在跪下或坐在治疗台上之前，请确保治疗台能够支撑客户和你的体重。

固定式治疗台与移动式治疗台的台脚角度存在很大差异。如果台脚与治疗台底部呈直角，当你依靠治疗台或为客户摆姿势时，客户体重会偏向一侧，治疗台会倾斜。如果台脚稍微呈一定角度，则会相对较为稳定。

治疗经验

　　我非常推崇治疗室布置，这在第2章的初步评估中有所提及。拥有最好的设备或最豪华的治疗室并不能帮助你成为一名更好的 MFR 治疗师。然而，提供相关与准确的预约详细信息，其中包括对治疗的预期效果、治疗过程需要佩戴和携带的东西，以及一间干净、多功能的治疗室，这些能够让客户对你与你提供的治疗充满信心。

提示
- 如果你的治疗台未配备液压或电动装置，请考虑为自己提供液压凳，并且在治疗台下方为客户提供小型梯凳以方便其上下治疗台。
- 购买可调节淋浴凳以便客户坐着接受治疗，确保你与客户在治疗期间都能保持良好的人体力学结构。
- 在治疗台上铺设单人电热毯有助于让客户保持暖和的状态。

正确的人体力学结构

　　采用正确的人体力学结构非常重要，这不仅有助于你事业的成功，且延长职业生涯，同时还有助于你在正确实施 MFR 时保持最佳姿势和身体平衡。本书的技术部分（第3部分）描述了正确的人体力学结构，其中包括如何放置双手、手臂和肩膀。

　　正确的人体力学结构包括以下方面。

- 采用合适的治疗台高度。如果在地板上提供治疗，确保身体不受凉。
- 穿着合适的衣服和鞋子。
- 保持头部和背部直立。
- 屈膝下蹲，不要弯腰。
- 稳定重心以支撑身体的重量，并发挥其全部潜能。
- 发自内心为每种技术带来身体和精神能量，同时保持身体轻松。
- 利用治疗台的宽度和客户的姿势，在使用治疗技术时不过分伸展身体。
- 将所采用的技术与自己的整个身心联系起来。
- 保持双手柔软与敏感。
- 记住呼吸。

治疗经验

"地钩"和"天钩"分别用来描述骨盆稍微向后旋转、向下钩到骶骨，以及头部保持直立、向上钩住头部。这能够保持脊椎直立并保护背部，以便你在实施按摩时支撑自己的腿部。采用这种方式，你可以利用体重，而不只是双臂和双肩的力量。这种方法同样适用于筋膜松解。如果治疗台的高度设置恰当，你便可以轻轻地弯曲膝关节，收骨盆，直腰，抬头，放松肩膀，并轻微弯曲肘部。这些均能够为你提供更多的力量以实施治疗技术，使力量会传遍身体，沿着双臂传至双手。

时刻考虑如何省力地实施治疗。在实施某些按摩技术时，爬上治疗台会更加省力。但是，MFR 并非如此。由于实施 MFR 时双手必须保持放松和集中以长时间做持续按压动作，采用跪姿或站姿既无益，也不安全，特别是当客户开始自发性地运动响应治疗时。由于 MFR 是一种缓慢的治疗方法，因此治疗师在提供治疗时必须保持舒适的姿势。如果你感到不舒服，或者双臂和双手（和身体）感到疼痛或紧张，双手的感觉便会迟钝。

在实施 MFR 技术时还需记住另一点，尽可能站在靠近治疗台的地方，如果感到舒服，也可以靠在治疗台上面。始终保持双臂与双手靠近身体实施该技术，手臂外伸只会使你的背部和肩膀疼痛。

提示
- 如果治疗台太高，则在治疗过程中你会过多地使用双肩和过度地伸展手腕；如果治疗台太低，你的背部会出现疼痛。
- 感受你的双手（即柔软和敏感的双手）非常重要。如果你觉得力道太大，那么可能是用力太大了。

心理准备

MFR 治疗师要将自己的潜意识、情绪和能量连接起来，在身体和精神方面打造一个有利于客户和治疗过程的治疗环境。身体按摩是一项充满活力的工作。MFR 是放松受限处，受限处阻碍能量流动并导致身体、精神与情绪出现不适。

治疗师应具有双重的意图。首先，你需要做好提供治疗的准备；其次，你需要积极与客户建立身体、情绪与精神的连接，同时又要保持开放的心态，不对任何结果妄加判断。你所实施的动作与技术必须符合意图，否则无效。

运动员和音乐家在上场之前，需要花时间做精神与身体的准备，治疗也是如此。伸展与热身是一种正常的活动，你应该花时间检查自己的感受，以及是否沉溺于自己的琐事中。沉溺于自己的琐事中会影响你为客户提供治疗。除了检查自己的精神状态，你还应该专注于感受自己的双手，调整客户的身体与心理状态。

MFR能够促进你倾听、感觉和跟踪损伤带来的身体与情绪问题。你需要询问客户的疼痛位置以及当天的感受。让客户一起参与治疗，而不仅是为他提供治疗。你还应该鼓励客户在治疗过程中将意识集中于自己的身体。这样做可创建一种治疗关系，同时推进MFR治疗进程。

许多人使用"回归自我"或"集中"等术语来设定、作用于创造空间的意图和准备对待客户的过程。这些术语还涉及在身心两方面与自然环境创建连接的过程。在实践中，你应该放松身体，集中精神，有意识地关注自己的舒适度、接受力和直观的感觉。同时在治疗期间保持开放心态，响应与客户之间的联系。

你不知道在治疗过程中会出现什么。你需要睁大眼睛，竖起耳朵，"倾听"双手的感觉，以便应付随时出现的情况。如果你是带着议程进入治疗过程，那么你无须倾听，而是观察或感觉你面前这个将健康托付给你的人出现了什么情况。

你可以通过多种方式静下心。有些治疗师会选择重复一个口头禅；有些治疗师会在治疗室里布置一些植物或蜡烛，以创建精神连接或使自己更加专注；有些治疗师会采用一种熟悉的方法通过动觉意识调节身体；有些治疗师会简单地透过窗口看天空或感受双脚与地板的连接。寻找一些能够与身体各部分连接的东西，在感受到舒适、柔软并达到开放的状态后，再把双手置于客户身上。

保持接受和开放的心态面对一切，不加任何判断。逻辑起不了任何作用，如果起作用，那么客户现在可能已经"修复"。让直觉不断增强，能够跟随和感受你的双手触摸的东西。这有助于你对所需要修复的东西保持一种开放心态。每种治疗方法的应用均需要意图和静下心。在提供治疗时，照顾自己的身体非常重要；否则，下一个躺在治疗台接受治疗的可能就是你。

治疗经验

你是否曾经担心无法找到合适的力度与时长正确地运用技术，不能让客户觉得服务有所值，害怕客户认为治疗师都不太专业？请记住，仅对客户指定区域提供治疗。客户可能会指定身体中稍微敏感和放松的部分来接受治疗，但是，如果你提供的治疗效果良好，则可以改变位置。

治疗师与客户的沟通

一位有天赋的音乐家能够将其对音乐的喜爱与身心建立起情感联系，丰富其演奏内容。音乐家能完全将情感沉浸于音乐中，知道如何表现情感。不仅如此，他还能够与观众建立连接，让观众也能感受到他的情感。这不仅是一名音乐家，还是一名真正的艺术家。在提供 MFR 治疗的过程中，技术即是弓，客户的身体即是乐器。你使用弓的技巧，以及你的感受和演奏乐器的技巧能够反映 MFR 技术的好坏。正如欣赏音乐与演奏音乐不同，从书中学到的技巧与从实践中学到的技巧也不同。你的经验越丰富，认知越准确，技能水平越高，直觉越准，感受与接收作品的能力越强，你就能进入治疗室与客户建立连接，提供独特的治疗。

MFR 的艺术之处是将你的放松与意向代入你在客户那里所触摸、所看到和所听到的事物中。通过触摸与对话技巧，创建一种治疗联系。鼓励客户为自己的身体与你的双手创建联系，同时你要感受客户身体所发生的状况。

这种内在意识共享状态让治疗师与客户都进入一种自然的意识状态，这被称为催眠状态，也就是半睡半醒的状态。在这种状态下，我们更加开放和敏感，具有更强的接受与创造能力，这是一种休息状态。此状态下，我们头脑中不理性的部分和那些过时的信仰可能会被暂时搁置，取而代之的是寻找解决问题方案的洞察力。许多治疗方式在不同程度上加强了这种状态。MFR方法加入了意向、治疗对话和技术敏感性应用，这些为治疗师和客户提供了极大的好处。

为了方便进入这种沟通与连接状态，需要避免以下情况。

- 谈论天气、新闻、电视节目或体育比赛等一般话题。这些话题会让客户使用左脑进行分析与思考，从而破坏治疗连接。
- 过多谈论有关治疗的话题。谈论太多有关治疗中发生的事情会与谈论一般话题产生相同的后果。不断地告诉客户如何移动或放松、哪里卡住了或客户表现如何均会使客户产生抵触情绪。

● 将客户的注意力引向治疗室外发生的事情。这会中断治疗状态。

在按摩时，专注并与客户沟通按摩技术在身体上的运用，你更能感觉到自己怎么做才最有效。你参与该进程次数越多，便可从中学习到越多东西，经验越丰富，客户受益越多。

筋膜松解的效果与反应

MFR 的治疗效果和客户在治疗期间的感受千变万化，这就是我们说 MFR 没有固定处方或操作规程的另一个原因。客户在治疗期间或治疗之后身体与情绪均会产生反应。

要求客户描述 MFR 治疗期间的感受或注意到的事情，这相当重要。为了能够描述出体验，客户必须集中精力关注自己的身体，而不是外部环境。关注或感受自己的身体是客户与治疗师建立连接的关键，同时这还有利于客户创建一种内在意识。客户只会描述自己已知的事情。如果客户不了解自己的身体，那么他与治疗师建立连接的能力有限，你所能为他提供的帮助也不大。

如同大多数修复疗法，MFR 治疗过程中客户会出现治疗性疼痛。有些学生告诉我，他们受过这方面的培训：在客户反映有疼痛或不适时停止操作。我认为，重要的是区分治疗性疼痛与操作性疼痛，操作性疼痛是可能导致进一步的损伤的疼痛。虽然在实施 MFR 时会导致疼痛，但是不会伤害到客户。首先，MFR 会破坏胶原蛋白与弹性蛋白纤维之间的交联，然后再将它们重构至正常长度。在该过程中，皮下会出现灼热的感觉。有些客户认为，出现这种感觉是因为皮肤受到过度拉伸，实际上这一感觉是由于细胞变化、炎症反应和感觉神经系统的激活所导致的。你需要向客户解释该情况，让客户了解并未出现任何问题，是技术产生了效果，让他们不要害怕。其次，当身体记忆、思想和情绪从组织深层释放至表面时，MFR 可能会带来疼痛。虽然客户可能会经历这种疼痛，但这属于身体记忆，经验丰富的治疗师可以指导客户摆脱这种情况。

如果你在实施技术时，客户感到疼痛，并非你操作出错，而是其筋膜得到松解的缘故。告诉客户可以随时要求减轻治疗的力度。如果客户感觉治疗强度太大，治疗部位的组织反应过于强烈，则会出现适得其反的效果。

在 MFR 治疗过程中常见的另一种情况是发红，即皮下出现拉伸、刺痛和抽搐的感觉或皮肤表面变成粉红色（有时称为充血或血管舒缩反应）。这是受限胶原与弹性蛋白纤维分离，基质产生并返回至流动状态，循环加剧导致的结果。

发红（见图 3.1）可能出现在治疗师双手远端区域。这是因为当一个区域得到放松时，沿着同一条牵引线的后续区域或接受放松手法的位置也得到放松。发红表示该区域应该随后接受治疗以取得最大限度的治疗效果。

以下是 MFR 治疗期间身体或情绪得到放松时会发生的一些正常反应。

- 呼吸改变。
- 皮肤颜色变化（苍白）。
- 出汗。
- 发抖、颤抖、振动或摇晃。
- 局部或全身的动作（筋膜松弛）。
- 情绪上的释放，如笑、哭、愤怒、喜悦或恐惧。

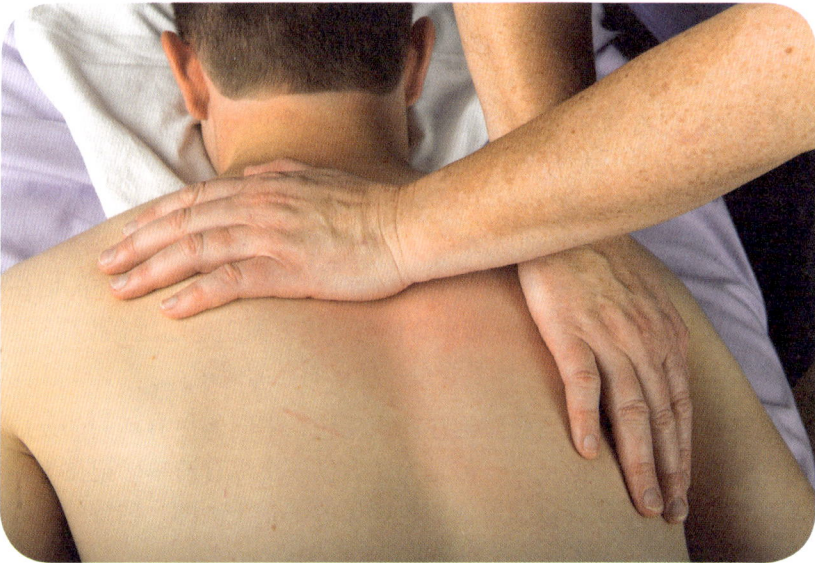

图3.1 客户的上背部接受MFR治疗出现发红反应

客户可能意识到远离你双手的部位产生的感觉。当这种情况发生时，你可以再次向客户强调筋膜基质的三维连续性质，以及 MFR 方法对客户的重要性。边操作边解释，双手采用适当热度、重量和施力释放部分受限基质，其他受限区域也会在你的操作下得到舒展。

治疗经验

让学生在治疗室中第一次体验三维放松的感觉，非常具有价值。当他们意识到，他们实际上是促进客户组织的全系统变化时，他们会感到非常满足。

当客户第一次感受到放松时，特别是在远离治疗师双手的部位感受到放松时，会更好奇，尤其是长期遭受疼痛和不适的客户。

在治疗期间，有些客户会表达身体与情绪的问题，而有些平静的客户开始变得情绪化。鼓励客户尽量感受与表达发生的情况，因为这可以放松身体的每个部分。随着客户对你与 MFR 方法有更深的了解，他们将更愿意表达感受。

以下是客户接受治疗后可能出现的一些情况。

- 治疗性疼痛。这就是我们所说的身体接受治疗后出现僵硬或压痛，类似于你做超量身体活动后产生的感觉。
- 睡眠更好。疼痛和紧张得到缓解后，睡眠会更好。
- 嗜睡。客户接受治疗后感到筋疲力尽。持续释放大量张力后，身体会感到疲惫。
- 女性月经周期疼痛得到减缓。
- 旧伤复发。随着受限处与张力得到释放，未得到充分治疗的旧伤会复发。剥离的过程能够揭示带来身体与情绪方面问题的所有损伤。
- 精力充沛。客户由于身体紧张得到释放而充满能量。

在现实中，任何体验均会对治疗产生反应，不同客户有不同的反应。我可以为你提供一些常见的反应，但是无法提供一个综合清单。记住不要对客户做任何判断，而是让客户知道他们所经历的都是正确的、独特的。任何反应均是良好的反应，应该被接受和尊重。

治疗师的常见问题和担忧

我应该有什么样的感觉?

这需要追溯到意向概念。你应该感受自己所感觉到的东西,而不是感觉和体验不到的东西。让客户的身体满足并响应你的双手;否则,你的工作会很难进行下去。

为什么我不能把注意力集中在客户感到疼痛的部位?

MFR 是一种全身治疗方法。当筋膜系统受限时,扭拉动作会产生压力并令客户感到紧张,影响其整个身体的疼痛敏感结构。甚至客户的肩膀有可能出现疼痛,而受限处位于身体下方较远的位置,因为受限处向上延伸至肩膀形成了一条紧张线。如果髋关节屈伸、手臂外展,就像提着一桶水站着,那么你的手臂和背部会先出现疼痛。此时,背部接受再大的施力也缓解不了疼痛,你需要做的是将水桶放下,缓解紧张状态。

我应该使用多大的压力?

重要的并不是你使用多大的压力,而是感受到多大的阻力。MFR 会促进感觉增加,接着在筋膜阻力障碍处等待,而不是强行突破障碍。每个客户都是独一无二的,每个人都会教你一些新的东西。

一个治疗过程需要多长时间,我应该多久见该客户一次?

初次治疗所用的时间比其他治疗更多,因为需要完成咨询和评估。治疗时长通常为一到两小时,并且安排得很紧密,以破坏筋膜网络习惯性的固定与支撑模式。

客户需要接受几次治疗?

治疗所需的次数因客户而异。如果客户的疼痛是长期出现的,则不可能一夜发生变化。然而,接受 1 次到 3 次治疗后,客户应该开始感觉到变化。有些客户会进入停滞状态,那是因为身体正在重构,需要时间适应新感觉。所以,不要因此而失望,身体会再次发生变化的。

如何将 MFR 整合到其他治疗方式中?

如果你以前从未提供过 MFR 治疗,建议你先从朋友、同事或合适的客户那里开始练习使用两种到三种技术,培养感觉意识。接着,你可以通过参加研讨会或接受 MFR 治疗进一步获得经验,特别是当你目前仍然无法确保能够正确实施该治疗方法时。如果你已拥有实施 MFR 的经验,请在开发有自己风格的 MFR 时,利用本书增加你对技能的见解、加深动觉触感,并扩展相关的知识。

小　结

MFR 是一种经验疗法。在现实中，治疗师无法完全通过学习或培训习得该技术。由于每个客户的反应均不同，所以这是一种直观而发人深思的治疗方式，通常被视为一种艺术形式，其可为身体和情绪提供放松的机会。

每个客户均会为你带来新的挑战和学习经验。你的任务是促进治疗过程，保持放松的心态，避免进行判断、引导或分析，重点是支持和促进治疗过程。

简答题

1. 局部禁忌证和全局禁忌证之间治疗的区别是什么？
2. 在治疗台上实施 MFR 技术时，你应该弯腰还是保持直立？
3. 为什么在治疗过程中与客户的沟通很重要？
4. 为什么在 MFR 治疗期间避免日常闲聊非常重要？

第 2 部分　筋膜松解的应用

　　本书的这一部分将介绍按摩筋膜的经验，它与按摩肌肉是不同的。第 4 章介绍组织移动性测试，它可以帮助你找到筋膜受限处；同时还介绍了一种振动方法，即回弹法，该方法常用于确定和感知组织功能障碍。第 5 章介绍 MFR 技术及其操作，并提供了通过组合各种技术来提高效率的建议。同时，本章还介绍了有关治疗对话的应用，有助于你通过对话来帮助客户在 MFR 治疗期间感受身体发生的变化。

第4章　触诊与身体评估

西医领域的人士认为医学测试得出的结果更科学、更专业，其可信度也更高。因此，西医领域的人士认为通过仪器检查测试比单纯依靠触诊的感觉测试所得出的结论更具权威性和可信性。

柴托（Chaitow）叙述了克雷格·利本森（Craig Liebenson）和卡雷尔·勒维特（Karel Lewit）的想法：

在手法治疗医学领域，诊断和治疗技能需要结合科学与艺术。西方医学在研究高科技药物方法方面处于领先地位。（Chaitow，2010）

尽管复杂的医学测试的可信度高，但熟练的触诊方法仍然是大多实践治疗的基础。治疗师要知道双手感受的东西，不仅要了解基础解剖学，还要了解组织特征、节律和流动性。治疗师若拥有高效触诊技能，以及观察组织紧张、温度（热度）异常、炎症和水肿程度的能力，则能够准确地评估受限程度并提供适当的治疗。

触诊评估

当你使用触诊技能并且开始实施 MFR 技术时，表明你已开始触诊评估。每位客户在接受治疗时都会接受此项评估。客户可以选择站着或躺在治疗台上接受触诊评估。由于躺在治疗台上时人体受重力的影响较小，因此该姿势有利于提高触诊评估的准确性。该姿势方便治疗师查找出现紧绷、僵硬、发冷和发热的区域，这些现象都表明该部位可能存在受限处。

以下是客户在治疗台接受评估时，治疗师需要观察的内容。

- 组织在所有方向是否对等、有弹力和出现终末感（运动性和移动性）。
- 组织温度。
- 组织拖动现象。
- 僵硬或敏感的区域。

治疗经验

许多治疗师认为，在治疗开始前与客户讨论他们所看到、所感觉到的非常重要。当我第一次实施 MFR 技术时，我这样做了，这不仅节省时间，同时还能让客户知道我在做什么。有些治疗师会等到治疗结束，再与客户讨论他们所发现的事情以及治疗效果。请分别尝试这两种方式，看看哪种更适合你。你的客户可能偏好其中一种方式。

触诊的目的是检测以下项目。

- 组织纹理异常（肿胀、弹性、水肿、粘连、粗糙、干燥）。
- 温度异常（热和冷）。
- 对称性和不对称性。
- 组织运动性和移动性范围。

多年来，相关人士已提出了各种触诊方法，其中包括使用手侧面、手指和整只手触诊。然而，最重要的是学会如何使用双手去感受、如何思考、如何观察，以及如何触摸。巴恩斯建议用双手感受所发生的事情，将其感觉传递至大脑，而并非逻辑上认为应该是什么感觉。

MFR 过程涉及使用双手来触诊和执行技术，这是为了使用较大表面积来收集信息。双手具有高密度的触觉敏感性，并能向客户传达同情、关心和信任。与使用手指相比，治疗师使用双手更能有效地与客户的身体进行沟通。

如何用手触摸也非常重要。触摸时双手需要柔软而放松，同时又要有力，以便让双手感受到触摸部位皮肤下的情况。触摸需要足够长时间以收集所需信息，不只是用指尖拂过，而是持续触摸。

在此阶段，我只会与客户讨论有关组织的触诊，以及站立时的一些重要骨组织标志。目前，有多种执行触诊与姿势评估的方法。本章将介绍适用于 MFR 治疗的简单评估。

　　组织看起来是什么样的、感觉起来怎么样以及如何移动，这些是大多数治疗师在开始治疗前容易忘记观察的事项。过度紧张、人体张力和温度不仅为你提供了找出组织受限处的线索，也为评估治疗效果提供了基准。

　　移动性是指组织移动和滑动的能力。触诊是使用双手感觉组织是否紧绷、僵硬、脆弱、发热或发冷，以及粘连的过程。你还将感觉到组织下方和周围结构哪些位置出现粘连，以及所有方向是否活动自由。这些信息都能够告诉你哪里可能存在肌肉骨骼受限处和筋膜受限处。

　　当身体受伤时，许多人体机理开始运作，以保护和修复受伤区域。在急性损伤期，循环加剧会使组织变热，并且组织液增加或水肿会使组织松软或呈海绵状，局部区域通常会出现压痛和敏感的情况。

　　急性损伤未得到正确治疗或不治疗可能会变成慢性损伤。反复滥用、过度使用或停用损伤部位会出现慢性组织固定模式和炎症，最终演变成慢性损伤。其中一个例子就是习惯性不良姿势，出现这一姿势是由于姿势肌一侧适应了强化和收缩，而另一侧肌肉适应了弱化和伸长（Page, Frank, and Lardner, 2010）。当这种情况发生时，筋膜网络会向下粘连（致密化）以支持肌肉无法支撑的位置。患有慢性功能障碍的组织由于其下方出现功能障碍纤维化，张力线会变得僵硬、紧绷、粗糙和无弹性。组织出现慢性功能障碍会导致缺血（血液供应不足，无法携带营养物质和排除毒素）和缺氧而变得又冷又粘、又易于过敏，或者会导致发炎（血液供应和组织液的增加）而变得又热又刺痛。

　　注意，身体创伤与情绪创伤都是出现慢性疼痛的原因。软组织会适应创伤或损伤。此外，情绪创伤会存在于组织内部，这可以通过治疗师经验丰富的双手检测到。在触摸这类组织时，其会出现推开、振动或其他现象。

　　许多训练有素的治疗师能够通过体外扫描感知组织的电磁特性情况评估客户在身体与情绪方面出现的问题。有些治疗师采用身体接触方法进行评估。MFR 有多种评估方法，重要的是选择你觉得适合自己的技术。

　　客户皮肤出现发热或发冷的现象就是在告诉你，组织受限处和功能障碍（在咨询过程中，已确定并非组织感染和发炎禁忌证）已改变了组织的呼吸和循环过程。在评估客户皮肤温度之前，重要的是注意自己与客户之间的体温差。当你判断客户的皮肤是否发热或发冷时，始终使用同一只手测量以保证测量基准相同。有些治疗师建议使用手背感知温度变化，我认为这并不重要，只需注意客户身体两侧之间的温差。

　　你还需要观察和感知组织的对等性，检查身体两侧的张力是否相同。你可能会注意到，客户两条小腿松紧不一、双脚的足弓高低不一、两肩圆尖不一。当身体要满足所施加张力的需求，以及当身体适应习惯性姿势时，就会发生这种情况。特定区域响应压力和重复性劳损时会变厚、变短，而其他区域则会变长和变形以保持平衡。下面的实际应用将为你提供有关一般触诊评估的指导说明，以及有关直接触诊评估足部、骨盆和肩部这三个区域的提示。要求客户在接受评估时提供反馈，同时你要将所发现的情况记录下来。

实际应用：一般触诊评估

让我们来复习一下如何为执行评估和治疗做好双手与身体的准备。你需要确保身体与情绪舒适、平静，并且不对任何情况妄加判断。你还需要使用双手传达能力、信任和鼓励，从初始评估开始创建一种治疗关系。在进行触诊评估之前，请查看第 2 章中的视觉姿势评估步骤。

1. 遵循视觉姿势评估的步骤，向客户解释，在他们站着时，你需要使用温柔且有力的双手触诊他们的身体，并感知皮肤与软组织下面的结构是否对等。你可以从客户的足部开始向上触诊至头部，反之亦可。

2. 从后面、前面和两侧进行评估。

3. 感知温度。使用同一只手，比较身体左右两侧的温度。

4. 花时间感知客户身体温度是否一致。如果不一致，询问客户该区域是否有损伤或不适感，并记录下来。

5. 感受一下客户的身体部位，比较身体两侧区域是否一侧较为紧张或敏感。

6. 使用拇指和指掌尺侧轻轻挤压组织。

7. 从下到上或从上到下，始终对比客户身体左右两侧。

8. 关注身体一侧某部位是否比另一侧相同部位更加僵硬或更厚。

9. 考虑客户的体力活动水平、职业和可能导致代偿模式的损伤（记录受伤了多长时间）。

10. 双手挤压组织，轻轻地触摸，询问客户的感觉，并记录下反应。

11. 如果你在触诊中对比身体左右两侧时，发现有明显的差异，则可以在治疗期间的某个时间点对该区域实施 MFR 技术。在后期的

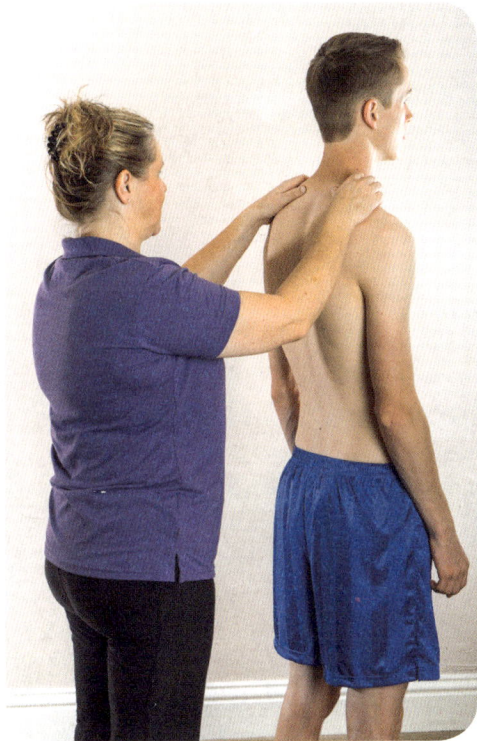

治疗测试中，客户应该能够明显感觉到两侧无明显差别。

12. 除了体温差别或组织张力之外，检查是否还有什么引起注意的区域。询问客户有关该区域的感觉。你可能会找到能量或情绪受限区域。

13. 记录你所发现的情况。

实际应用：足部触诊评估

1. 让客户站立，你用手触摸其双脚内侧足弓。

2. 你感觉到什么？

3. 双脚内侧足弓距离地板的高度是否相同？

4. 如果一只足弓比另一只足弓低，请在评估笔记中记录下来。

出现扁平足有许多原因。有可能是身体功能障碍，有可能是骨盆不平衡或腿的长度不一。在此阶段你无法找到导致扁平足的真正因素。记录下来，以便在后期治疗评估中检查其是否恢复正常。

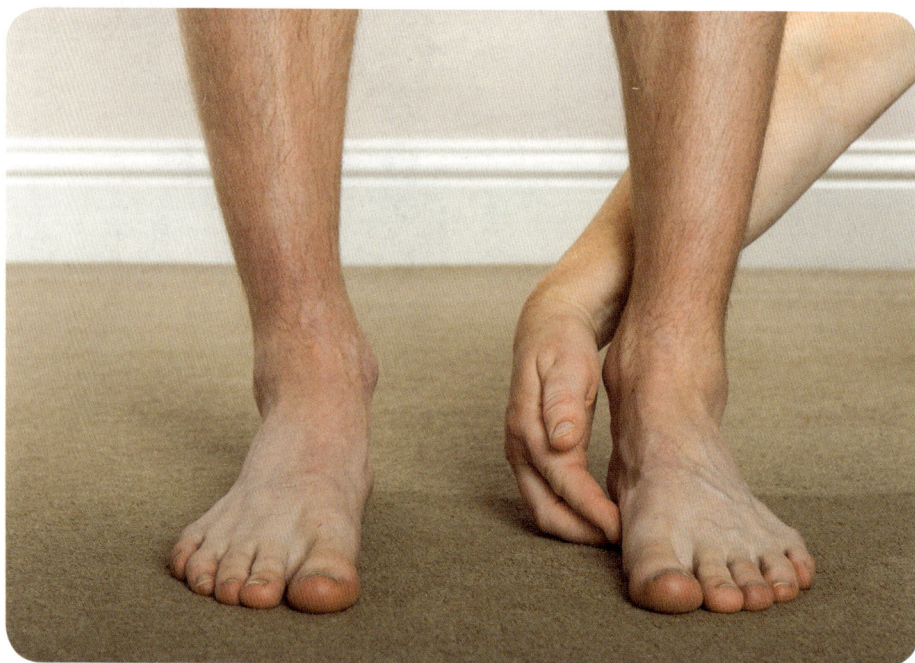

实际应用：骨盆触诊评估

现在让我们看看骨盆的四个骨骼标志。

1. 触诊客户左右两侧的髂前上棘。髂前上棘是位于骨盆前方的一种突出骨骼标志。你可以要求客户帮你寻找这些骨骼的位置。

2. 这些骨骼标志应该水平对齐。

3. 将拇指或手指置于髂前上棘上面，注意一侧是否高于或低于另一侧。为此，你可能需要跪在客户前方。

4. 记录你所看到的。

5. 移至客户侧面，以便触诊骨盆后面和前面的部位。

6. 前面使用髂前上棘，后面使用髂后上棘，髂后上棘是骨盆后部的骨骼标志。

7. 要找到髂后上棘，请先找到客户脊柱底部（与骶骨相连）的凹陷部位。

8. 轻轻将手指置于凹陷部位的前面或侧面，此时会找到一个骨性突出物，这就是髂后上棘。

9. 同一侧的髂后上棘和髂前上棘必须高度等同。

10. 女性的髂前上棘会略低于髂后上棘，但一般来说，同侧的骨骼标志应该水平对齐。

11. 再次记录你所发现的。

12. 移至客户身体后侧，呈跪姿。

13. 触诊脊柱底部，寻找两个凹陷的部位；轻轻将手指放置于两侧寻找髂后上棘的位置。

14. 在某些客户身上寻找髂后上棘的位置可能较为困难。让客户慢慢向前弯曲脊柱和髋关节，以方便寻找这些骨骼标志。

15. 注意一侧髂后上棘是否高于或低于另一侧。

16. 再次记录你所发现的。

17. 触诊和观察髂前上棘与髂后上棘之间的高度差异或相似度，为客户另一侧实施相同的评估。

现在，你已经完成骨盆四个部位的触诊评估。若将骨盆视为一个碗，则必须保持碗内所装东西的水平和对等。如果能实现这一点，则这被称为"完整环（解剖上常称为骨盆环）"。当这四个点不对等时，身体其他部分会出现功能障碍与失衡。这种全身范围的影响不仅仅是因为骨盆位于身体中间，还因为整个筋膜三维基质是完全连续并且通过骨盆保持完整的。骨骼本身对平衡和失衡没有决定性作用，骨骼仅仅是软组织张力框架中的间隔物。当然，软组织会对重力、触诊评估不良姿势、创伤和炎症做出反应，并拖拉骨骼造成不对齐的情况。虽然使用了骨骼标志评估结构，但是你还需要了解导致失衡的张力。骨盆能够通过垂直轴向右和向左旋转，通过横向轴向前倾斜（两个髂前上棘向前、向下移动）和向后倾斜（两个髂前上棘向后、向上移动）。骨盆还能够通过矢状轴向左倾斜（骨盆右侧向上移动，侧面左弯；有些治疗师将其称为右上滑）和向右倾斜（骨盆左侧向上移动，侧面右弯；有些治疗师将其称为左上滑）。

现在感觉一下骨盆上方、下方和周围的组织。哪个区域紧绷和紧张，哪个区域看起来更厚？髂前上棘较低的一侧的大腿前侧通常较为紧绷和厚实，组织变紧会向前、向下拉扯该侧的骨盆。相反，同侧的髂后上棘可能相对高于相对侧的髂后上棘。当向前、向下拉扯髂前上棘时，会像轮子一样向上、向前拉扯同侧的髂后上棘。然而，我们必须记住，任何问题都不是骨骼或肌肉单方面的问题，而是整个结构中功能障碍的问题。因为骨盆位于身体中间，该部位的平衡对其上面各部位的平衡起到非常重要的作用。有许多平衡骨盆上方部位、下方部位以及整个骨盆的优秀技术。应为骨盆周围提供治疗，再让客户采用站姿重新接受评估。

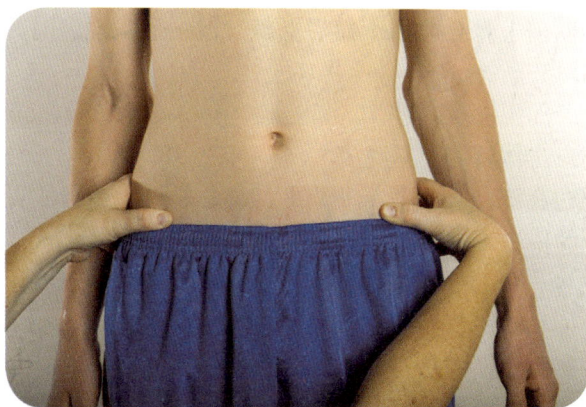

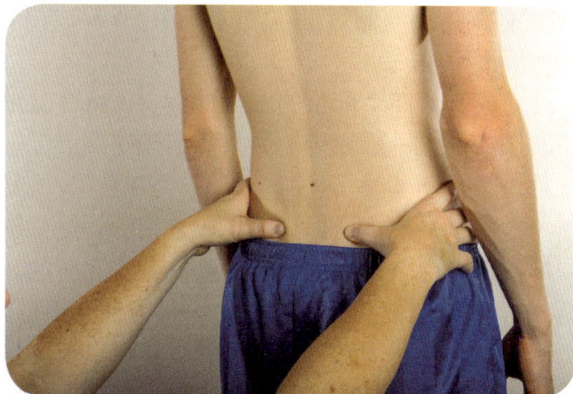

你会发现，客户的肩部高度和骨盆对称性出现显著改善，客户通常会反映其腿部与足部变得更加平衡。随后，寻找下一个不平衡的区域，提供治疗并重新评估。

在此阶段，尽量不要基于所看见和所感觉到的做出任何判断。通常，你在站姿评估中所看到的是一种代偿模式和功能障碍症状。触诊评估是一种查找和感受信息的方式，能够为治疗过程提供帮助。

实际应用：肩部触诊评估

肩膀是经常出现紧张和不适的区域，大多数客户的肩膀并非水平对齐。该区域出现功能障碍通常是由于该区域组织超负荷，或是来自机体功能障碍与失衡的一种代偿模式。

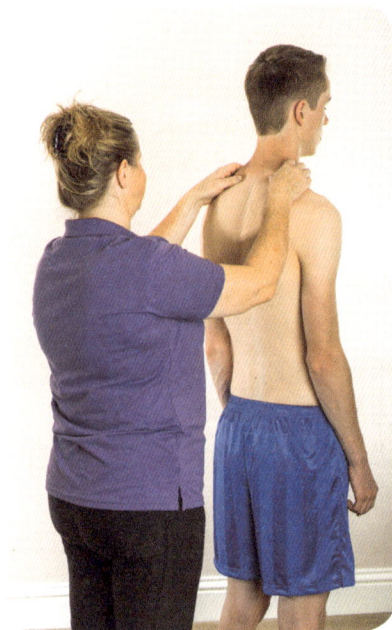

1. 一侧肩膀比另一侧肩膀更高或更靠前吗？
2. 一侧肩膀比另一侧肩膀更紧吗？
3. 客户的头部是否远离中心轴，偏向肩膀一侧？
4. 颈部一侧是否比另一侧更紧？
5. 记录你所看到的和感知到的。

提示
- 确保治疗室的温度适宜，因为在站姿和触诊评估中客户可能需要站立相当长一段时间。
- 注意客户在评估期间是否能够静止站立。客户若出现烦躁和颤抖则表明存在疼痛，就像皮肤颜色变化表明客户感到冷或热一样。注意客户是否向某个方向摇摆，这可能是系统功能障碍和本体感觉丧失的征兆，需要身体不断地转动以寻找平衡和稳定性。
- 必须将触诊评估中所看见和所感知的一切与后期治疗进行比较。出现不平衡绝非由孤立的一件事所导致。
- 进行触诊评估时，始终保持动作缓慢和用心；治疗师需要用一定时间感受和"倾听"客户的身体。
- 每次完成技术实施或评估之后，缓慢地从客户皮肤上移开双手。

组织的移动性和滑动性

组织移动性评估是让客户躺在治疗台上进行的。在客户躺在治疗台时，触摸其身体有利于发现客户的身体何处出现不必要的紧张，从而加剧了失衡和功能障碍的问题。

在此项评估中，你所采用的是与站姿触诊评估中相同的触摸方法，不同的是这次你要感知的是组织的弹性、终末感和运动阻力，即组织的移动性。你还需要像常规评估一样查看骨骼标志。任何体温测试或组织张力测试都可以采用仰卧、俯卧或站姿进行。

前面提到过"终末感"，该术语应用在解剖结构中，即指关节或肌肉在有效运动范围内出现的阻力。在软组织和筋膜中，你感知到组织缺乏弹性或运动的位置就是出现终末感或组织屏障的部位，这个位置就是受限处。在开始实施 MFR 技术时，我们将为你提供更加详细的介绍。现在，你要做的是按压组织，观察其张力，比较身体左右两侧。

例如，先从触诊评估中感觉较为紧绷的一侧腿开始实施 MFR 技术，接着检查双腿的对等性。检查大腿组织的弹性和终末感是你检测移动性的一种不错的方法，这一检测方法适用于身体的任何位置。在进行检测时，你必须考虑治疗台的弹性或阻力，以及正在接受检查的身体部位。对小腿胫骨部位进行检测比较困难，你可以采用与检测大腿相同的方式检测腿后部、臀部区域与髋部、背部、肩部、手臂、胸廓及腹部。

接下来，检测组织的滑动性。组织缺乏滑动性即表示出现受限现象。接着，使用 MFR 技术为受限区域提供治疗以恢复其运动自由性。连续体组织内部结构就像洋葱层一样，层与层之间通过纤维（筋膜网状物中相互交织和起支撑作用的复杂组件）与相邻层直接联系。相邻两层之间会滑动，然而，当出现受限处时，组织间的滑动会受阻，并且在某些情况下，层与层会完全粘连，其中筋膜基质会固化，胶原与弹性蛋白纤维会粘连在一起，就像尼龙搭扣（钩和环带）。同组织移动性检测一样，选择在身体（上背部）易于接受治疗的区域做实验。你可以使用双手实施该技术以评估身体左右两侧之间的区别与相同之处，或使用一只手评估身体任何区域的组织受限处。你也可以使用手指代替整只手并更加有针对性地实施技术。

在触摸客户的皮肤之前，先静下心来，保持双手柔软并处于放松状态。同时，记住尽量不要对任何情况妄加判断。这在第 3 章的"心理准备"一节中有过相关介绍。

实际应用：组织弹性和终末感评估

组织弹性和终末感评估就是通用的移动性评估。你将感觉到组织在达到末端时弹性缺失，然后进入反弹阶段。

1. 客户采用仰卧姿势（面朝上）。
2. 观察客户的躺姿，并做记录。有些客户躺在治疗台时，自我感觉身体笔直，并未意识到自己身体歪曲。当站立时，身体试图围绕其重心组织自己，同时保持双眼的水平。当躺下时，姿势与身体正位反射呈放松状态，以看清楚客户存在的功能障碍。
3. 大腿拥有宽大的面积和良好的组织深度，是评估最佳起始区域。
4. 治疗师保持站立，身体保持放松，双手置于客户大腿，指尖朝向另一条腿内侧。双手轻柔地按住客户的大腿，向地板方向温和地按压，借助身体将力量传递至客户身体出现阻力的部位。在该过程中，客户应该感到舒适，治疗师应该感到操作方便。
5. 注意你是否能感觉到双手下方微妙的阻力，是什么感觉？
6. 组织是僵硬还是柔软？终末感是否柔软，或者快速停止时能否观察到终末感？
7. 记录组织的感觉，以便与另一条大腿组织进行比较。
8. 反复温和弹振组织，约每秒重复两次。再次将双手置于大腿上面，借用体重轻轻地弹动组织 5 秒至 10 秒。这应该能够为你提供足够的时间评估组织的弹性或阻力；如果需要，可以操作更长的时间。
9. 对另一条大腿进行该测试并比较结果。
10. 如果一条腿比另一条腿出现更大的阻力或者出现重复性劳损模式，则可以说明这一条腿比另一条腿承载更大的体重。

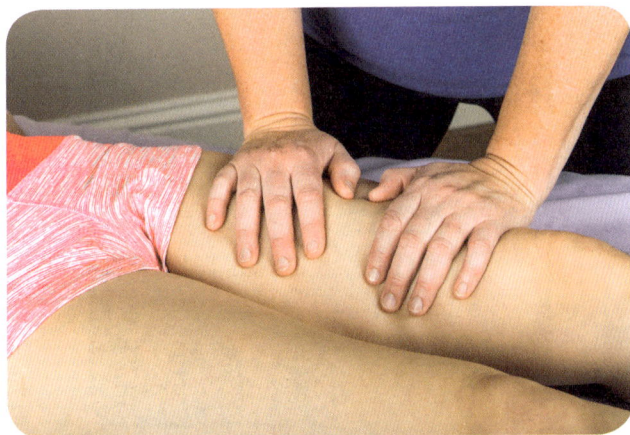

实际应用：组织滑动性评估

你可以在身体任何部位实施该项简单技术，以评估有关组织的滑动性。

1. 客户采用俯卧姿势（面朝下），治疗师站在治疗台顶部。

2. 治疗师双手置于客户上背部脊柱两侧，双手接触客户的皮肤，指尖朝向客户足部。你会发现，双手一半置于脊柱旁边的组织上方，一半置于肩胛骨上方。

3. 双手保持柔软，置于客户的身体上，轻轻地按压。

4. 客户不会感到任何不适，你评估时无须用力，只需借用体重传递力量。

5. 治疗师保持双手皮肤接触客户皮肤，适当地用力向客户足部方向按压，不可滑动皮肤。

6. 注意观察一只手是否比另一只手更易于往下推。

7. 轻轻地移开双手，放回起始点。

8. 双手再次轻轻地按压客户的组织，朝着客户头部方向拖拉组织，不可滑动皮肤。

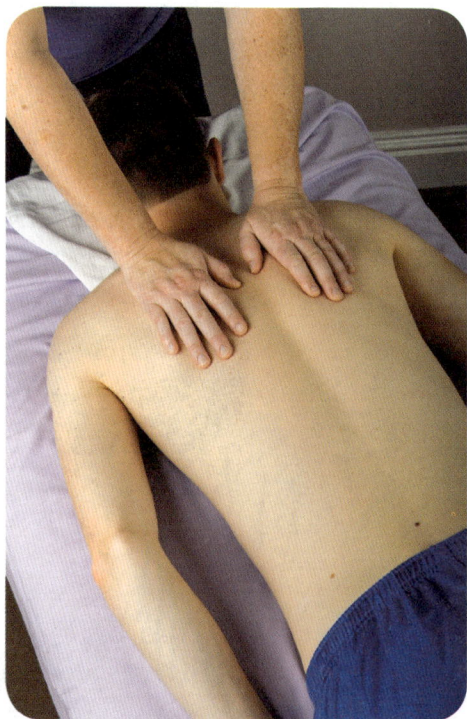

9. 注意感受拖拉时两侧的阻力是否对等。

10. 你可以采用侧向动作进行检查。

11. 当你向客户足部方向按压时，发现一只手比另一只手移至更远的距离，且没有滑动动作，这说明较近的这只手发现了一个受限处（或比另一侧拥有更多的受限处）。由于你无法向下拖拉组织，表明受限处位于该手的后面或上方。

12. 当你朝着客户头部拖拉组织时，不要在皮肤上滑动，一只手比另一只手移得更远，说明较近的这只手发现了一个受限处（或比另一侧更多的受限处）。由于你无法向下带动组织，说明受限处位于手部前面或下面。

13. 你可以在受限区域实施 MFR 技术，并对客户重新进行评估。

提示
- 在实施任何 MFR 技术之前，确保你的双手以及客户的皮肤清洁干爽。
- 大多数治疗师都有优势侧。在进行触诊评估时，确保双手的感觉相同，然后执行拖拉动作。
- 花时间练习这些评估技术。这些技术都是必备的工具，也是简单有效的诊断工具。

牵引与按压

牵引与按压评估也涉及终末感，评估时，你需要直接评估客户关节内部和周围的组织质量。你要比较身体左右两侧，并评估整个筋膜和软组织网络的功能和功能障碍。

牵引涉及逐渐柔和地延长肢体至筋膜的阻力点或终末感。我们通常牵引手臂或腿部，因为这不仅能够良好地评估四肢，还能评估整个身体牵引线的软组织。

我之前提到，筋膜主要是从顶部到脚趾纵向对齐。沿着纵向轴的水平面起到支撑吊索和内腔分隔作用，还能为关节提供支撑作用。在组织滑动评估中，我们通过牵引或推动组织以感受其下层的阻力。也可以用同样的方法将肢体按压或牵引至末端部位来进行评估。当你牵引肢体时，软组织层之间能够充分滑动和自由运动，你会感受并观察到，客户的整个身体正在向你的方向滑动。自由滑动停止或卡住的位置就是受限区域，你可以在此处实施 MFR 技术为客户提供治疗，并重新进行测试。

你还记得之前讨论过的桌布比喻吗？握住桌布两角，慢慢地向你的方向拉动，拉力会均匀分布至织物。如果固定桌布或将桌布钉在桌子上面，你就无法让面料均衡和平滑地向你滑动。此时，你越用力拉，组织会变得越紧。这正是牵引评估期间发生的情况。当你牵引胳膊或腿部时，注意哪个部位动作流动性顺畅、哪个部位动作流动性减弱，以及最终哪个部位动作停止。

同前两种评估一样，治疗师应确保自己感到舒适、放松，确保客户知道自己要做什么以及将如何做。牵引与按压评估涉及对比身体两侧的组织。

实际应用：牵引

1. 客户采用仰卧姿势，治疗师站在治疗台旁边，面向客户头部，将客户手臂抬离治疗台，并且微微向身体侧面移开。治疗师轻轻地握住客户的手臂，一只手牢固地握住客户的前臂，另一只手握住其肘部正下方或正上方。

2. 治疗师缓慢、轻柔地朝着自己的方向牵引客户的手臂。

3. 注意感受滑动情况和终末感。

4. 滑动应该均匀流畅，终末感应该柔软有弹性。

5. 当你轻轻地牵引胳膊时，会沿着牵拉线牵引客户的肩膀、颈部和头部。

6. 鼓励客户放松头部、颈部和肩部，以便你可以毫无阻力地感受到牵引力。

7. 松开牵引的手臂，并重新牵引以再次评估肢体。

8. 询问客户的感觉，并对另一侧手臂进行相同的评估，注意两者的差异。

9. 对客户的腿部进行相同测试，确保客户的身体尽可能地保持柔软和放松。

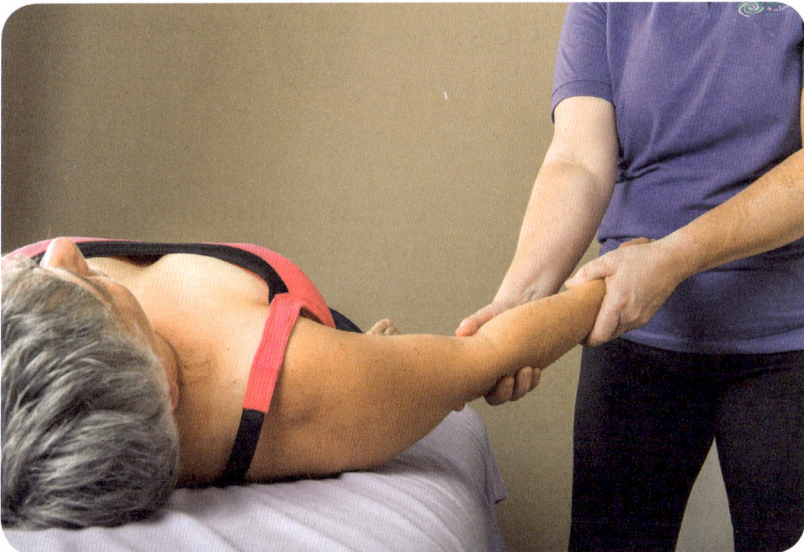

实际应用：按压

　　与牵引相对的技术是按压。客户可以采用仰卧或俯卧姿势接受按压评估。你可以先按压右侧肢体再按压左侧肢体，或反之，或者同时按压并比较双侧肢体。你可以站在治疗台尾部同时评估两条腿，或者站在治疗台顶部，将客户双臂举至头部同时评估双臂。

1. 客户采用仰卧姿势，你站在治疗台旁边，轻轻而牢固地握住客户肢体，按压或将其推动至关节空间，保持敏感，检查组织以寻找终末感或组织阻力，并且注意各层之间的滑动情况。

2. 在某些情况下，组织受限会减弱按压力，并且肢体会向内或向外旋转。

3. 在按压肢体时，首先从最远端的关节开始按压至下一个较近端的关节；接着再按压至下一个更近端的关节，以此类推。

4. 在你施力按压时，客户的身体应该一起移动。受限处就是运动停止和你开始失去连接的位置（即你的敏感的双手无法识别正在按压的区域）。在此处实施 MFR 技术，接着重新评估肢体。

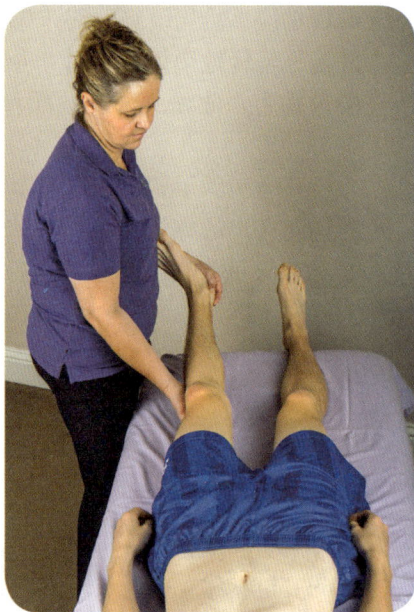

> **提示** 实施牵引与按压技术时，力度应始终在客户可以容忍的范围内。你需要注意组织的微妙感觉。如果客户对牵引或按压技术感到不适，则应立即停止评估，采用触诊评估。

治疗经验

　　学生经常会问及如何提高其动觉与感觉意识。

　　如果你在几个人的身上练习触诊技能和本书后文概述的基础交叉手放松方法，你便能够感觉到双手下面组织的差异。实践是提高技能水平的唯一方法。

皮肤捏提法

皮肤捏提法不仅是一种有效的筋膜和软组织松解技术，而且还是一种评估皮肤和浅筋膜的好方法。该评估技术有助于打破皮肤、筋膜层甚至内部器官之间所形成的组织致密化和潜在粘连，增强移动性，促进循环和淋巴液流动。

皮肤捏提法是一种优秀的评估方法，能够用于触诊皮肤与浅筋膜粘连，甚至与更深筋膜层的粘连。从腰部皮肤向上捏提至颈部比相反方向操作此方法更加方便。捏提左胸侧面比捏提右胸相同区域更加方便。

该方法适用于治疗身体上背部区域。同时，皮肤捏提法还适用于治疗身体中任何可供抓握而又不会掐到皮肤的组织区域。

皮肤捏提法会对表面组织产生巨大的循环冲击，可使皮肤变粉红或暗红这取决于皮肤类型。当你提起皮肤时，即将皮肤提离可能存在受限处的深层组织。出现粉色、暗红或淡红色则通常意味着该区域是循环受限区域，应在此实施MFR技术治疗。你还可以继续在局部循环受限区域周围捏提皮肤以使其功能恢复正常。皮肤捏提法较为温和，施力力度完全在客户能够容忍的范围内。具体实施时，不仅涉及捏提多少组织，而且涉及捏提的方向和速度。

皮肤捏提法

实际应用：皮肤捏提法

对于较为敏感或者易于发红的区域，较难捏提。同时也表示这些区域是受限处，需要接受治疗。此时应对客户进行重新评估。

1. 让客户采用俯卧姿势（面朝下），告知客户你将要做什么，站在治疗台侧边，面朝客户头部。设定目标，并让自己静下心，双手置于客户身体。
2. 开始时使用双手拇指与其余四指的指腹轻轻且牢固地抓握客户背部组织。
3. 你可以将一只手置于脊柱一侧，或将两只手放置于脊柱同一侧。
4. 使用拇指与食指的指腹捏提组织，一次使用一只手，向前上捏提客户背部以治疗更多组织。
5. 注意感受客户哪个部位的组织受限或表现敏感。
6. 站于客户头部附近，面朝客户足部，向下捏提客户背部，重新评估。
7. 你还可以在客户背部进行皮肤捏提评估。

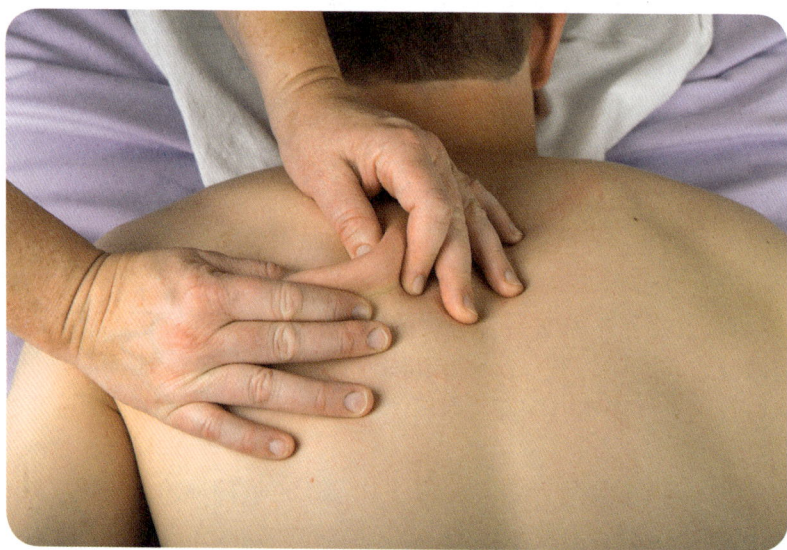

提示 简单的方法是选择身体中皮肤较为松弛的部位开始捏提，特别是当你刚开始学习该技术时。捏提皮肤有一些窍门。如果有掐皮肤的感觉，就是做错了。别着急，操作越慢，越容易掌握手指与拇指之间的动作，客户也更易于接受该手法。

回弹法

　　回弹法是巴恩斯筋膜方法的一个组成部分，是治疗和评估身体组织的另一种极好的方法。本节仅介绍与诊断测试相关的回弹法的基础知识，以便你将其整合到你的评估方法中。

　　筋膜回弹法是利用身体的感觉和节律，将筋膜系统作为其流动性和受限处的指标。在目前的评估中，我们使用直接触诊、回弹法和拖曳法来测试组织的运动性和移动性，并且观察肢体组织纵向层之间是否能够轻易滑动。现在，我们要在这些评估中增加有关组织与身体部位在接受治疗师双手温和且有节律的晃动时所产生的反应。

回弹法

实际应用：腿部回弹

　　手臂和腿部可以通过回弹法进行评估。直接弹动躯干不仅可以了解躯干的流动性，而且还能了解手臂与腿部的运动性和流动性，因为这些部位会随着躯干运动。

1. 客户采用仰卧姿势，治疗师设定目标，并确保自己的身体处于放松与柔软状态。
2. 治疗师站在客户腿部旁边（外侧），双手平放在客户腿部，一只手置于客户的膝关节下方，另一只手置于其膝关节上方。
3. 轻轻地按压组织，采用小幅度动作向内侧滚动腿部（向中间或向内），寻找内侧的终末感。
4. 当你察觉到终末感时，保持皮肤接触，允许客户的肢体朝向你的方向回滚。当侧面回滚至其终点范围，再次向中间滚动至终末感，并且继续向中间和侧面摇晃肢体。
5. 节律是每秒重复一次到两次，但这主要取决于客户。节律与客户身形无关，而是取决于客户身体中的支撑与稳定的模式。
6. 当你晃动客户身体时，要注意其身体跟随运动和保持静止的部位，特别是当你要求客户保持柔和跟随运动节律移动时。
7. 无法跟随运动节律移动的位置是受限处，可以使用 MFR 技术提供治疗。
8. 继续晃动客户 10 秒至 20 秒，然后对另一侧腿进行测试，注意是否有差异和相似之处。

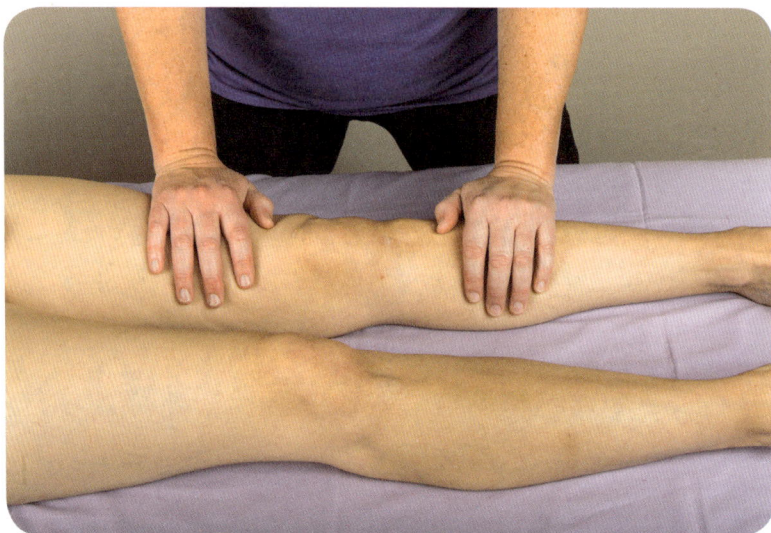

实际应用：躯干回弹

1. 客户采用仰卧姿势，治疗师站在客户髋部外侧的位置。

2. 治疗师将一只手平放于客户靠近自己的那一侧髋部和大腿区域，另一只手置于客户侧肋。

3. 轻轻地向远离自己的方向推动客户身体，直到移动到流畅运动终止的位置。接着，不要移开双手，按压，朝向自己的方向推回客户的身体。

4. 在朝着自己的方向推动客户身体至流畅运动终止的位置时，再次向远离自己的方向推动客户身体。重复该动作，并且寻找一种节律。

5. 继续推动客户身体，注意观察身体跟随运动和保持静止的部位。

6. 站在客户身体另一侧进行相同评估，并且注意两侧是否存在差异。

7. 缺乏运动的位置，就是应该提供 MFR 治疗和重新测试的部位。

8. 与客户讨论你的感觉，并将你的发现添加至评估记录中。

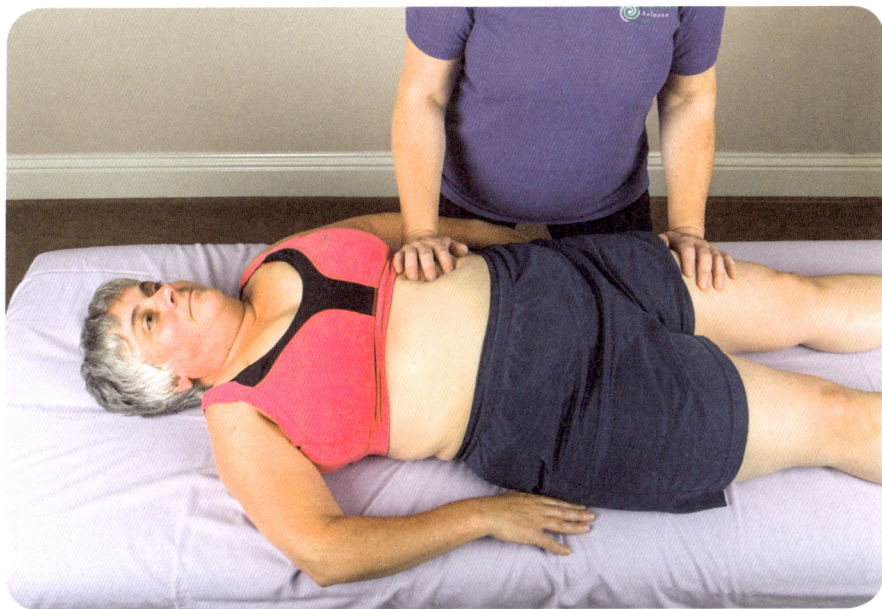

提示
- 开始时慢慢操作，感受客户的节律；每个客户的节律都是不同的。
- 客户身体的受限处、流动性和能量流因人而异。
- 回弹法适用于初始评估或治疗过程中的任何阶段。
- 在实施回弹法时，客户可以采用俯卧或仰卧姿势。

小　结

评估通常是在治疗开始时进行的，但是将其整合到 MFR 治疗过程中也无害处。花费时间进行评估和评价，不仅能够为治疗进度提供一个基准，而且还能够让客户看到并感受到他们如何受益于该治疗。

简答题

1. 术语"移动性"是什么意思？
2. 术语"终末感"是什么意思？
3. ASIS 的全名是什么？
4. 巴恩斯的 MFR 方法中使用了什么振动评估方法？
5. 可以在客户呈站姿和卧姿两种体位下实施触诊吗？

第 5 章　筋膜松解的具体技术

本书介绍了许多不同的 MFR 技术。虽然每种技术的应用都是相似的，但它们侧重于缓解客户不同身体部位的阻力，而不是施加到组织中的压力。学生经常问他们应该施加多大的压力。如前所述，成为一名娴熟的 MFR 治疗师的关键是学会感受来自客户身体组织的阻力，然后再视情况施加不同的压力。不要让客户的身体组织感觉受压迫、击打甚至受损。越来越多的证据表明，筋膜网络在人体疼痛和功能障碍方面起着重要作用，"没有痛苦，没有收获"这句话在手法治疗中并不适用。

当实施 MFR 时，双手不要滑动或滑过皮肤。客户皮肤必须保持干燥，不要使用按摩油或润滑剂，所有的技术必须直接接触皮肤实施。除非客户有特别要求，否则不可隔着毛巾或衣服实施 MFR。所有技术都必须应用于存在阻力的受限部位，并且必须在受限处保持 3 ～ 5 分钟，以便客户能够感受和掌握自己的身体，并从身体与情绪上对治疗做出反应。这也让人体组织有时间来重构和响应流体动力学与机械敏感性受体的回应。

如何应用各种筋膜松解技术

在为客户提供治疗时，始终做好心理与身体的准备。设定治疗目标，采用建设性的沟通方式，培养良好的谈话技能。精力完全集中于触觉，不妄加判断，保持开放态度，以客户为中心提供治疗。请参见第 3 章有关准备与沟通的详细内容。

在将双手置于客户身体之前，请关注自己的身体。确保你处于舒适和放松的位置，并且已经将所有精神包袱置于治疗室门外。你需要将全部精力集中于治疗室中，并且完全展现你的意向。有些治疗师将这一过程称为沉下心来或专注。

准备治疗客户

在治疗前，你需要设定清晰的目标。也就是说，你需要与客户建立开放式的合作，响应客户的需求，而不是只限于为某种症状提供治疗方案。

始终对客户身上所出现的情况保持兴趣、同情、关心和好奇，培养一种"我能够怎么帮助你"和"告诉我，你想让我做什么"的态度。每项技术从头到尾都要缓慢实施，不要着急或强迫自己。感觉并寻找组织受限部位，不要强力压迫受限部位，而是等待受限部位软化。

与客户沟通至关重要。当初步完成个人信息收集与触诊评估后，向客户解释你要实施的技术，以及该技术要实施在哪个部位。

不管采用什么治疗方式，始终要求客户关注自己的身体和你双手所在的部位，使身体放松可触摸，协助你完成整个治疗过程。这是因为自我感觉或内在意识是一个内感受的过程，其中筋膜系统起着至关重要的作用。只是要求客户放松身体，感觉你的双手，这一点很容易做到。

所有的 MFR 技术都采用类似的应用方式，但你在每个客户身体上跟踪与感知的受限处各不相同，这使每一次的治疗过程也不尽相同。尽管人们具有相同的肌肉骨骼排列，但每个人都是具有独特经历、个性和信仰的个体。因此，每一个人的人体机能运作方式是独一无二的。这也意味着每一个人都有独特的筋膜网络架构，是与众不同的。MFR 治疗师与客户合作，观察和感受客户自身的功能障碍和组织受限处，并提供个性化治疗方案，帮助客户恢复无痛、乐观的生活方式。

组织屏障

软化浅筋膜以便按压受限处所在的深筋膜，缓慢且有力地实施 MFR 技术。实施每种技术时，要目标明确，不要强力压迫受限部位。前文提及了"终末感"和"组织屏障"这两个术语。这些术语指的是每个人独特的筋膜网络中肌肉与弹性胶原中出现的微妙阻力。本书在前面提到过，实施 MFR 不是使用多大力度，而是感受到多大阻力。运用每种技术都要使用双手去感受。对组织实施适当时长的按压，在它发生变化后再按压下一处。

　　按压的时长对胶原蛋白的重组和结合水的运动至关重要。从筋膜的角度看，组织从放松状态到出现明确阻力的现象，被称为组织屏障。肌肉与弹性胶原出现阻力的地方就是组织屏障，不要强行在此处操作。

　　根据技术的不同，你可能会在身体的每个平面和牵引作用力线中找到组织屏障。我们还使用术语"深层屏障"来描述在按压客户身体时所感受到的组织屏障。当肌骨弹性组织的深层屏障变柔软时，你需要持续按压，略过放松的地方并移至下一个出现微妙阻力的组织屏障处。换句话说，当你感觉到组织屏障软化时，按照特定技术的方向再施加一点压力，直至你感知到另一级别或另一层上的组织阻力。这些组织屏障处可能非常微妙。实施 MFR 技术的关键所在：感受到组织逐渐柔顺，不压迫组织屏障处。

　　筋膜和肌肉层必须相互滑动。想象一下，你有 6 片面包，每片面包之间都涂有黄油。作为 MFR 治疗师，你的任务是缓慢地按在上层面包片上，用少许压力让下层面包片有一定程度的滑动。MFR 的技巧就是组织之间的滑动。如果你按压得太快、太用力，会把 6 片面包按在一起，但下层面包不会发生滑动。当筋膜对压力源做出反应时，它会自然地抵抗施加的压力。这就是为什么所有 MFR 技术都要缓慢且持续地实施，以避免筋膜系统自发地对抗压力。这种组织按压方式是一个连续的微妙过程，需要持续 3 ～ 5 分钟，有时甚至更长，以使组织肌骨与胶原得到软化。

　　治疗师应将双手置于客户皮肤上，慢慢地按入客户身体，感觉双手、松散的拳头或肘部陷入组织，就像沉入软黏土或泡沫枕头中一样。当你发现某个区域缺乏柔软感，遇到组织阻力，这便是组织的深层屏障处或出现终末感之处。双手置于屏障处，不要用力，双手持续按压使组织软化。现在，移至下一个深层屏障并按压至客户感到放松，不断重复该过程。由于筋膜是一种三维基质，你会在多个平面感受到组织屏障，要跟踪治疗这些部位。由于你需要尽可能地深入按压组织，所以要保持关注深层屏障，同时还要注意筋膜阻力和软化现象。

　　以下将 MFR 技术实施的程序细分为几个简单阶段。

- 直接接触皮肤实施 MFR 技术，不使用按摩油、蜡或润滑剂。
- 确定治疗意向、建立连接，让自己与客户平静下来。

- 双手轻轻地置于客户身体上，按入组织的深层屏障或牵引寻找组织的深层屏障。一边与客户进行适当沟通，一边等待组织软化。
- 不要在任何时候压迫组织或滑过皮肤。
- 当组织软化时，轻轻地略过软化的组织并移至下一个组织屏障。
- 等待新的组织屏障软化，然后再次略过软化的组织并移至下一个组织屏障。这意味着你要等待一个又一个的组织屏障软化。
- 实施技术期间，与客户沟通以获取有关治疗的反馈。
- 等待每个组织屏障软化，松开组织并移至下一个组织屏障。
- 持续实施5分钟或以上，慢慢地松开组织，具体时间取决于客户的情况。
- 进一步与客户沟通有关该技术的效果、反馈，让客户为你指出需要后续治疗的区域。
- 查看客户身体组织是否出现皮肤红肿（发红）现象。若有，这表示该区域需要进行后续治疗。

MFR是一种三维技术，用于治疗三维筋膜连续体中的三维受限处。随着你对该技术越来越熟练，你会发现，你的双手不再是向各个方向机械按压，而是会随着组织软化而变得更加具有流动性。

提示
- 在开始实施技术之前，采用舒服的站姿或坐姿。
- 确认客户已与自己的身体建立联系；告诉客户熟能生巧。
- 许多客户因为长期慢性疼痛做出躲避疼痛的反应，所以需要时间重新激活身体。
- 不要引导、强迫客户或妄加判断，而要促进、跟随和支持。
- 始终保持"倾听"。如果你觉得用力太重，那么是用力太重。
- 与厚实紧密的深筋膜相比，浅筋膜更具有弹性与柔性。学会透过皮肤和浅筋膜发现隐藏于深筋膜中的受限处的微妙变化。

提示
- 无论客户任何部位出现疼痛和不适，本书所介绍的各种技术都可用作MFR治疗的一部分。一项有关筋膜解剖学的研究成果表明，现在越来越多的人认为疼痛和不适有可能是由疼痛处远端的筋膜受限处所引起的。
- MFR技术提出了"找寻疼痛部位和导致疼痛的部位"这一概念。因此，任何技术或组合技术都有助于修复疼痛部位。

- MFR技术的艺术之处不在于修复疼痛部位，而在于通过动觉意识寻找客户身体中的受限处，以及跟踪并感觉筋膜网络变化的能力。
- 每种MFR技术都会对整个三维筋膜基质产生影响，必须将三维筋膜基质视为一个整体来治疗，以消除客户的疼痛和功能障碍。

治疗对话

在提供MFR治疗期间，对话是一种非常有效且直观的工具。它能够帮助客户在治疗期间培养内感受意识、关注自身的反应，同时还能够为治疗师提供非常有价值的反馈。这里介绍简单的对话方法，以促进MFR治疗。

如果你与客户都关注动觉触觉，会极大提升MFR治疗效果。当客户专注于自己的身体时，他们会体验到以前没有意识到的感觉。经历过疼痛的人试图在心理上摆脱自身曾感受过的疼痛。正因如此，他们无法正确地认识到自身的一般感觉。如果你使用让客户思考其感受的词语，那么他们必须考虑如何描述自身的感受。通常，客户会无意识地以习惯的方式来保护自己免受疼痛。即使组织已经从受伤中愈合，或者不再需要使用代偿模式，这些无意识的模式已经成为一种习惯。让客户在治疗期间专注于自己的身体是帮助客户感受自身变化的最好方法，这可让他们认识到何时收紧自己的身体、何时重复不必要的模式。在整个治疗过程中都要让客户描述自身的感受。尽量不要提出分析性问题，以及"何事""何时""为何"等词语，因为这些会让客户分析和判断他们的感觉。

最初，你可能会要求客户闭上眼睛，加强内在注意力，关注你双手在其身体上的部位，让这些部位变得柔软和放松。使用简单的词语和概念，不要让客户费劲了解你所要做的事情。在咨询过程中，注意客户描述其症状的方式，这有助于你了解客户学习风格的信息，从而判断出该客户是善于使用右脑的人（注重创造性和描述性）还是善于使用左脑的人（注重逻辑和分析，甚至视觉、听觉、语言或动觉）。这是有关左右脑的一般性描述，然而，这些信息有助于你定制适合客户的对话方式。

随着技术不断改进，鼓励客户保持身体意识和柔软度，并注意身体其他地方是否也有效果（告诉你有什么效果和在什么地方有效果）。双手按压部位远端出现反应的地方需要进行后续治疗，因为这些区域与损伤和身体补偿模式相关联。

交叉手放松

　　交叉手放松是目前 MFR 治疗方法中最重要、最基本和最常用的一种技术，也是构成其他 MFR 疗法的一种基础技术。该技术具有灵活性，可以与其他技术结合使用，是了解筋膜系统感觉的好方法，有助于你更加有效地实施 MFR 技术。

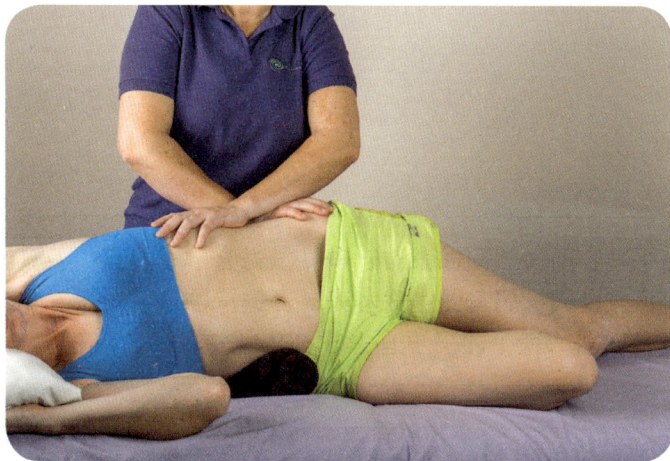

　　交叉手放松通常是在前臂或手腕处交叉双手，让手指指向相反方向。当你了解 MFR 方法并学会了交叉手放松，便可以使用双手，甚至手指，练习寻找客户身体中需要放松的地方。

　　双手交叉置于客户皮肤上，保持轻轻按压组织的深层屏障，在富有弹性的浅筋膜中寻找组织阻力。双手轻轻按压，同时集中精神关注双手下方和周围组织（最终是整个筋膜基质）。双手的重量会让皮肤和浅筋膜层产生一种柔软感，就好像双手按入软黏土。当你找到组织的深层屏障时，在此屏障处等待，等待该组织软化，使你无须用力就能更加轻柔地持续向内按压至下一个深层屏障。与浅筋膜变柔软一样，深筋膜的组织结构与终末感也会发生显著的变化。深筋膜的组织阻力更像太妃糖或口香糖的感觉，而不是浅筋膜那种黄油融化的感觉。深筋膜坚韧、紧凑、无弹性，给你一种真正能够放松延长组织的感觉。

　　随着组织继续向内软化至更深层的筋膜，你开始感觉到双手之间的组织变柔软。在持续按压深层屏障并且靠向客户时，分开双手或拉紧松弛部位，向出现终末感的方向移动双手，不要用力或滑动、滑过皮肤，从而保持从两个方向按压。现在，等待双手之间的组织分离或延长，再次松开组织并移至下一个组织屏障。组织会向内或向延长方向（或同时向这两个方向）放松和软化。按住组织屏障或出现终末感的部位，不要滑动或滑过皮肤，以放松更多受限处。

第三维度也会发生运动。保持向内按压和伸展双手之间的组织阻力，你会感觉到组织开始向外或向内扭转软化。双手移至组织屏障处等待，使运动的三个平面或方向相互堆叠以促进三维基质变化。

实施交叉手放松通常需要 3 ~ 5 分钟或 5 分钟以上。因为胶原蛋白仅在 90 ~ 120 秒后才开始发生变化，而肌骨弹性和弹性胶原纤维需要 90 秒时间才会延长。实施按压技术时间越长，对整个三维筋膜基质带来的影响越多。

每种交叉手放松都是独一无二的。虽然技术本身是一种三维模式，但是还是需要借用双手，通过技术来扭转、延长和分离特定受限处。此外，你与客户的感受和反应将会完全不同。因此，花些时间用双手按入客户组织，无须用力，等待客户的组织软化。

在实施交叉手放松时，最重要的是保持敏感、感受微妙变化和用心地感受组织阻力。当你熟悉该技术后，你将学会如何使用双手沿着放松方向一路感受、跟踪和"倾听"组织，随着系统流体起落从一个屏障移至另一个屏障。鼓励客户保持身体放松并积极参与到治疗过程中。这有助于你与客户的沟通，从而增强技术的效果。

提示
- 练习交叉手放松能够使你感知筋膜基质的微妙之处。你将学会如何触摸密集的肌肉组织，并认识到系统的统一性。这有助于你沿着组织变化的方向寻找受限处。
- 直接接触皮肤实施 MFR 技术，不要使用按摩油、按摩霜或润滑剂，不要强力压迫组织屏障或滑过皮肤。
- 设定目标，与客户沟通，应用技术，适当交流，等待组织变得柔顺跟踪组织的变化。
- 客户采用有效的姿势能够增强技术效果。受伤的人不可平躺于治疗台。客户需要采用各种姿势（俯卧、仰卧、侧卧、半卧、坐着和站立）接受治疗，这样有助于你寻找三维层面的筋膜受限处。
- 右手交叉于左手上方，还是左手交叉于右手上方，这无关紧要，可以交替交叉以避免手部出现重复性劳损。
- 注意，耐心等待，不要太用力。

纵向轴放松

筋膜主要是从上到下对齐，纵向轴放松技术在治疗过程中不仅用于牵引肢体，也可用作杠杆，以便治疗师沿着牵引方向接触客户身体的其他部分。

接触纵向轴的简单方法是使用手臂和腿部作为杠杆。手臂与腿部牵引方法可以作为一种技术，也可以应用于评估中。该技术与交叉手放松相似：无须用力寻找三个方向的组织屏障或终末感，而是在屏障处等待组织变化。

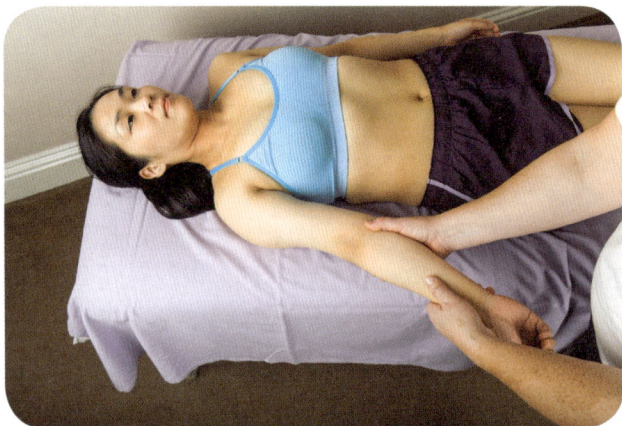

要治疗关节、相关软组织和沿纵向筋膜平面的组织，你需要使用牵引、外旋和外展技术寻找组织屏障。将客户肢体抬离治疗台，轻轻地牵引或拉动至出现组织阻力，你会找到筋膜屏障，而非肌肉屏障。你需要通过稍微向后倾斜寻找组织阻力或终末感，而不要使用蛮力实施该技术。借助该技术来维持你的身体与客户身体之间的平衡。一定要保持平衡，不要过度牵引，同时也要保持有适当的牵引力度，这样你才能向后靠以平衡客户肢体的阻力。

保持按压组织屏障，不要滑动皮肤或强力压迫屏障，轻轻将客户肢体外展至组织阻力处。保持按压前两个组织屏障，外旋至肩关节或髋关节的组织屏障处。这样，你便可以在三个运动方向上叠加牵引肢体。

此时，你需要等待组织软化，松开组织并移至下一个组织屏障处。等待组织在所有方向上都得到显著放松。

大多数 MFR 技术都需要实施 3 ～ 5 分钟或 5 分钟以上，才能获得持久的效果，但是手臂和腿部因其解剖结构不同，通常需要更长的牵引时间。使用敏锐和善于"倾听"的双手实施纵向轴放松会给肢体乃至整个身体带来良好的效果。

练习时，你可以为仰卧、俯卧或侧卧三种体位下的客户牵引胳膊与腿部，让髋部和肩关节所有运动平面的组织发生变化。首先，牵引、外展和外旋客户的肢体至一侧，再至髋部和肩部弯曲处，接着再外展和内旋，在关节处采用一种环行运动来促进组织变化。在牵引腿部时，如果想要进一步提升技术效果，那么客户在所有运动平面和后续组织变化的过程中应始终保持踝关节背屈。

此外，由于筋膜主要是从上到下（纵向）对齐，所以手臂与腿部牵引不仅能够更好地解决关节受限处的问题，还能为促进整个筋膜基质变化发挥重要作用。如果手臂或腿部采用一定角度放置，还有助于促进牵引作用力线对筋膜应力模式中的三维受限处发生变化。

正如第4章"牵引与按压"部分所述，纵向轴放松是评估组织和关节受限处的一种优秀方法。这种方法可以用于评估左右肢体的差别，治疗师可用双手巧妙地感受肢体或牵引作用力线中存在的受限处。此类受限处表明该区域需要接受 MFR 治疗，例如交叉手放松。随后，肢体应该重新接受评估。

与交叉手放松一样，当你在牵引手臂与腿部方面更加有经验时，你会发现牵引、外展和外旋三者几乎没有任何区别。然而，你能够快速找到组织阻力，凭直觉知道哪里等待筋膜重构，并滑过肢体至任何运动平面的阻力屏障。

虽然纵向轴放松主要涉及三个运动平面，但可以采用任何顺序（不一定先牵引、外展再外旋）进行治疗。例如使用牵引技术时，你能够识别或凭直觉觉察到肢体紧绷，此时采用按压和内旋会比外旋更有利于促进变化。培养该项技能需要时间与经验的积累，随着不断实践，实施过程会变得更加轻松。第8章将详细介绍按压放松方法。

除了手臂与腿部牵引外，纵向轴放松还包括颈部牵引，以及手指与脚趾局部牵引。

提示
- 不要把手腕或脚踝握得太紧，确保客户感到舒适。
- 务必在组织屏障或终末感出现处等待。
- 不要滑动皮肤或强力压迫组织屏障。
- 保持细心、轻柔；如果没有感觉到任何变化，有可能用力过重，这时要松开肢体。对于MFR技术，施力少即是多。
- 有些客户腿部非常沉重。注意自己的姿势是否足够支撑客户腿部的重量。
- 在牵引腿部时，由于膝关节轻微伸展，可能会出现不舒服，要求客户随时告知自己的感受。对于膝关节有问题或不适的客户，你可以采用仰卧或俯卧姿势，将腿部置于治疗台进行牵引，同时还要在受限处应用牵引、外旋和外展技术。

按压放松

由于筋膜系统是一种三维纤维网络，在向远离你的方向推动或滑动组织时，组织会沿多个方向拉长以产生变化。实际上，按压放松是持续按住组织屏障处，等待发生变化，然后松开组织、推动或滑动至下一个组织屏障处的过程。在大多数传统疗法中，我们会通过牵引或延长组织受限处，许多 MFR 方法也是如此。然而，有时组织紧绷和受限程度严重，采用牵引会给客户带来疼痛感。按压实际上是延长组织，因为按压时组织会与接受牵引一样得到软化。更重要的是，按压放松能够帮助客户逐渐摆脱潜意识中身体与情绪的习惯性固定模式和支撑模式。按压放松实际上与交叉手放松和纵向轴放松截然相反。

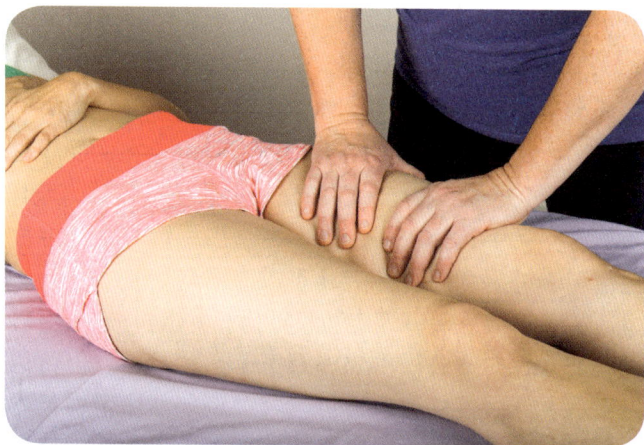

当你为客户手臂实施纵向轴放松时，牵引组织至受限处或出现终末感，先外旋，再外展至组织屏障或组织末端。你可以将按压放松技术施加在组织阻力处，但是不要强力压迫受限部位或滑动皮肤。有时你所需要做的就是让组织发生变化。你可以选择按压手臂，接着采用外旋和外展技术促进明显的组织变化。

要按压大腿前面的组织，双手置于大腿两侧而非交叉摆放，按入客户身体组织的深层受限处。接着，双手逐渐靠近并略过已完全放松的组织。记得不要强力压迫受限部位或滑动皮肤。

按压放松技术通常在牵引技术无效的情况下使用。并非牵引技术不好，而是组织拥有身体和情绪固定模式，按压能够更好地解决该问题。与交叉手放松一样，按压放松需要持续 3 ~ 5 分钟或更长时间，以促进有效的组织变化。

提示 当采用纵向轴或交叉手放松无效后，请尝试使用温和的按压放松技术，接着重新使用上述技术。

横断面放松

人体的筋膜平面大多数是垂直而非水平分布的。在横断面采用滑动动作效果不明显。从解剖学角度看，身体如果紧绷，某些结构的裂片会变成人体筋膜在纵向轴滑动中的功能性阻碍区域。

横断面主要位于功能性结缔组织处。重要的筋膜横断面是骨盆底、横膈膜、胸廓入口和颅底。这些平面与脊柱保持横向水平，是沿着脊柱最大的应力区域。每个关节都有横断面。

实施横断面放松时，治疗师应将一只手置于客户仰卧身体的下方，皮肤接触皮肤；另一只手置于该手的正上方，皮肤接触皮肤。置于下方的手保持柔软并提供支撑，而置于上方的手轻轻地按压客户身体，不要强力压迫受限部位或滑过皮肤（这与使用交叉手放松按压深层受限部位相同）。当使用双手接触客户皮肤时，将注意力集中于柔软的双手，等待组织产生软化的感觉，并且移至下一个组织屏障。当组织变得柔软时，继续并略过完全放松的部位。该技术需要持续 3 ～ 5 分钟或更长时间。客户可以在治疗台上面采用坐姿、站姿或躺姿接受横断面放松。

交叉手放松与纵向轴放松通过延长组织治疗受限处，而横断面放松则通过按压组织治疗受限处。筋膜是一种三维纤维网络，可向任何方向重组，也可向任何方向移动和软化。

提示 虽然横断面放松本身也是一种技术，但是我经常将其看作交叉手放松技术。这是因为在这两种技术下，都是上面的手向内放松，下面的手在身体下保持柔软，接下来的动作取决于你正在治疗的受限处，实施一侧到另一侧、扭曲、螺旋或从头至足的运动。

提示 横断面放松非常适合用在治疗的开始或结尾。这样可以更好地引入MFR，为整个身体提供良好的感觉意识。

瘢痕组织与粘连的处理

瘢痕是受伤或手术造成的，是组织自愈处，或者是缝合线、缝合钉甚至皮肤胶修复的地方。粘连是受伤或手术导致的皮下组织与非解剖部位的黏合（Bove et al.，2017）。

由于 MFR 被用于治疗损伤、功能障碍和疼痛，因此也能治疗瘢痕和粘连。

关于瘢痕，需要考虑的最重要的事情为组织是否正在修复，因此通常建议在受伤或手术完成六周后，才能直接对瘢痕实施技术。不过，当瘢痕部位愈合时，可以在身体其他部位实施 MFR。

前面提到的三种技术——交叉手放松、纵向轴放松和横断面放松——都适用于治疗瘢痕组织和粘连。完成手术六周后，交叉手放松技术可以按纵向和横向两种方式在瘢痕上实施，横断面放松技术也可直接在瘢痕部位实施。

此外，也可在瘢痕周围采用皮肤捏提法，在各个方向朝着和远离瘢痕实施该技术。在客户感到舒适的范围内，你还可以在瘢痕组织上进行滚动，尤其是烧伤瘢痕。在实施皮肤捏提法时，你需要抓住客户的皮肤并用手指不停轻轻捏提皮肤。这是一种非常有益的技术，可以促进皮肤和浅筋膜之间的滑动、增强柔韧性、增加血液流动。皮肤捏提法尤其适用于放松降结肠、横结肠和升结肠，对做过腹部手术的客户也特别有用。

另外两种有效的瘢痕组织和粘连管理技术包括捏提组织、评估瘢痕组织的滑动性并将组织带入轻松位置，将轻松位置堆叠起来然后等待组织软化。在找到柔软部位后，你也可以缓慢而轻柔地按压瘢痕部位或瘢痕周围的发紧部位。等到组织张力消退并且不适感减少后，在瘢痕的下一个柔软部位重复该过程，直到整个瘢痕发生变化。

筋膜松动

如第 1 章所述，筋膜松动有多种方法，通常用于治疗肌肉及其相关的筋膜连接。一种方法是使用手、松散的拳头、手后掌甚至是肘部，以倾斜角度缓慢而用力地向组织施压，然后等待组织软化并能纵向、横向或双向运动。与前面提到的其他 MFR 技术一样，筋膜松动也不使用润滑剂，这项技术最大的好处是等待组织能够运动，注意不要在皮肤上推动或滑动。许多治疗师将这一技术描述为"在组织中滑动"，重要的是要注意，这种组织中滑动的感觉是一种由于组织软化而产生的感觉。不要试图推动和强力压迫组织。实施这些技术是有技巧的，客户认为治疗过程痛并快乐着，但非常有益。

实施上述技术时可通过主动或被动的关节运动增强效果。这种方式通常称为杠杆技术或固定与拉伸技术，其中关节起到杠杆作用，用以拉伸被治疗的组织。治疗师使用双手、松散的拳头或肘部固定、握住或锁住组织，然后执行主动或被动关节运动。

不一定非要在特定损伤肌肉的运动范围内主动或被动地移动关节。这是因为肌肉的筋膜是与协同肌甚至拮抗肌相连的，如第 1 章所述。此外，肌肉周边和邻近肌肉的筋膜，通过扩大肌肉的径向周长参与肌肉收缩，从而使肌肉止点和肌肉起点更靠近。

一些客户由于疾病根本无法忍受强力施压，甚至可能对触碰非常敏感，这被称为周边或中枢敏感性。MFR 方法包括治疗所有软组织问题的方法，而这些方法的基本原则是，在客户能忍受的范围内缓慢而持续地实施。当一种 MFR 方法不适合客户时，能找到另一种方法。

技术组合

MFR 方法并无任何界限。治疗师通常会发现，他们可以开发自己风格的技术、调整各种技术，以满足每个客户的需求。你可以改善手部姿势，采用不同治疗工具或提供多位治疗师协作或强化治疗方案，形成自己风格的技术。通过这种方式，你可以提供一种完整的个性化治疗，同时又能保持该方法的真实性。

第 12 章介绍了技术的组合，以及如何在技术中加入筋膜评估。MFR 的概念不仅仅是执行相同技术一定时长以实现预期效果，而是关于提升手感和创造自己风格的治疗。

提示　相信双手告诉你的。如果你觉得需要在别的地方执行交叉手放松，那么实施该技术，看看会发生什么。

小　结

技术组合听上去像是一种线性组合。事实上，MFR 是一种多样化的流体疗法，它结合了双手的感觉、治疗师的直觉，以及客户的反馈。

治疗时可以先牵引一只胳膊，几分钟后获取客户的反馈，以及观察组织发生的变化，以便在胸部区域实施交叉手放松。客户可能会反馈在你操作区域远端感觉到的变化。你可以先实施交叉手放松或筋膜松动，再实施腿部牵引。

随着你的 MFR 经验越来越丰富，你的双手能够凭直觉获知所需要做的事以及所需要治疗的地方。正如我之前提及的，客户身体就像是乐器，音乐美妙与否源于你如何演奏乐器。

提示　每次仅练习一种技术，熟练后再尝试另一种技术。有些治疗师发现，将MFR整合到现有疗法中非常困难。你可以将MFR作为一种单独治疗技术，或者征求现有客户的许可，在治疗开始之前实施15分钟的MFR技术。通过参加培训或自己接受MFR治疗，你可在应用这些技术方面获得帮助。

随着 MFR 技能水平不断提高，你会面临更多新问题，并且想要了解工作中发生的情况。客户也可能会要求你解答，并尝试了解自己的身体和情绪对治疗产生的反应。

学会相信你的直觉和感觉。你将会从你所接触的事情而非你所做的事情中学到更多的知识。随着经验的不断积累，你能够将自身经验发展为各种造福于他人的方法和技术。

鼓励客户探索他们对治疗所产生的反应和感觉。请记住，你的职责不是提供建议或分析。

简答题

1. 实施 MFR 技术时，是否应该使用按摩霜、按摩油或润滑剂？
2. 手臂和腿部牵引的另一个名称是什么？
3. 为什么在实施 MFR 时应该避免提出分析性问题？
4. 筋膜主要从哪个方向对齐？
5. 实施 MFR 技术所需的平均时长是多少？

第 3 部分 实施筋膜松解技术

本书的这一部分介绍了 MFR 组合方法中的各种技术，包括交叉手放松、纵向轴放松、按压放松、横断面放松、瘢痕组织与粘连的处理和筋膜松动技术。这些章节还介绍了客户在治疗台上采用的体位，以及治疗师如何采用站姿或坐姿实现最佳人体力学的应用效果。同时，这些章节还提供了你与客户在该过程中感受和观察事物的相关照片与提示，使客户感到安全舒适。

第6章 交叉手放松

交叉手放松通过双手反方向交叉来完成。身体的某些部位和四肢无法为双手提供足够的空间来使彼此完全分开，你需要尽可能近地将双手置于相反方向并采用舒适的姿势执行该技术。参照每种技术旁边的示范图，如果双手感到不舒服，换一个合适的姿势。

采用交叉手放松技术时，治疗师应该有明确的意图，与客户沟通并告知客户自己要做的事。完成交叉放松后，应检查出现血管舒张反应或发红的区域，并在这些区域以及客户有反应和感觉的区域执行 MFR 技术。

执行交叉手放松技术之前，请先阅读本章。本章先全面介绍这一技术，接下来介绍姿势、手部位置以及其他相关信息。请先在大腿前侧练习交叉手放松，学习整个过程，再学习后续相关技术以找到感觉。

腿部技术

交叉手放松大腿前侧

　　交叉手放松大腿前侧是一项简单的技术，也是找到 MFR 感觉的较好方法。注意，我使用的术语是"大腿前侧"而非"股四头肌区域"。这是因为在这一区域执行这一技术的感觉比在单块肌肉上执行这一技术的感觉更强烈。我们常常关注肌肉，而忽视了构成整个人体组织的其他结构和软组织。在执行 MFR 时，你应关注三维筋膜基质，以及支撑和保护该基质的所有部分。

　　客户仰卧在治疗台上，尽可能舒适地露出身体部位。记住不要使用按摩油、润滑剂或按摩膏。在执行 MFR 时，无须使用毛巾、床单和被子覆盖客户身体，因为你需要不断观察客户身体发生的情况。如果盖住身体，将会错过一些东西（请参阅第 3 章了解有关"设备和房间的准备"的更多信息）。

1. 治疗师站在治疗台一侧。
2. 放松自己的身体，让自身感觉舒适，专注于客户的需求。
3. 注意与客户沟通，帮助客户并响应客户的需求，而不是只关注自己所做的事。
4. 告知客户你将要做的事。
5. 将一只手平放于客户髌骨上方软组织处，手呈弧状，使用拇指与食指轻握髌骨。
6. 将另一只手平放于客户大腿，指尖朝向躯干方向，双手交叉。
7. 将双手置于客户大腿上，同时保持双手柔软。
8. 让客户关注你双手所在的位置，并让其放松身体，感受你的双手。
9. 按压组织，寻找导致组织产生阻力的微妙的深层屏障。
10. 等待双手按压后的组织变柔软（黄油融化的感觉），接着松开双手下面的组织，轻柔缓慢地按压下一个导致组织产生阻力的深层屏障。停在此处并等待组织变化，然后再移至下一个组织屏障。记住，切勿强力压迫组织，始终保持柔和。
11. 注意组织的变化，最终你会开始感觉到双手之间的组织变得柔软，就像黄油融化的感觉。
12. 持续向内施压，同时松开双手之间的部位（双手彼此远离，而不是用力推动组织屏障），注意不要滑动或滑过皮肤。接着处理另外两个维度，持续施力并等待组织变化和产生柔软感。

13. 观察客户身体，询问客户是在关注你双手下方的区域还是身体其他的区域。
14. 最后是感受双手下方朝另一个方向移动。这是第三个维度；采用与前两个维度相同的方式按压，直至组织发生变化，同样注意不要用力或滑动皮肤。
15. 当组织在某个方向发生变化时，略过放松的组织，停在下一个组织屏障处，继续按压深层屏障。
16. 保持实施该技术 3 ～ 5 分钟或 5 分钟以上，使组织软化，以取得最佳效果。
17. 再次询问客户是否注意到身体发生的变化。
18. 慢慢松开双手，查看客户身体发红的区域。
19. 如果客户的身体有了变热或变冷的情况，或者观察到客户身体出现发红的区域，则表明这些区域可能影响着客户的身体，需要接受后续治疗。

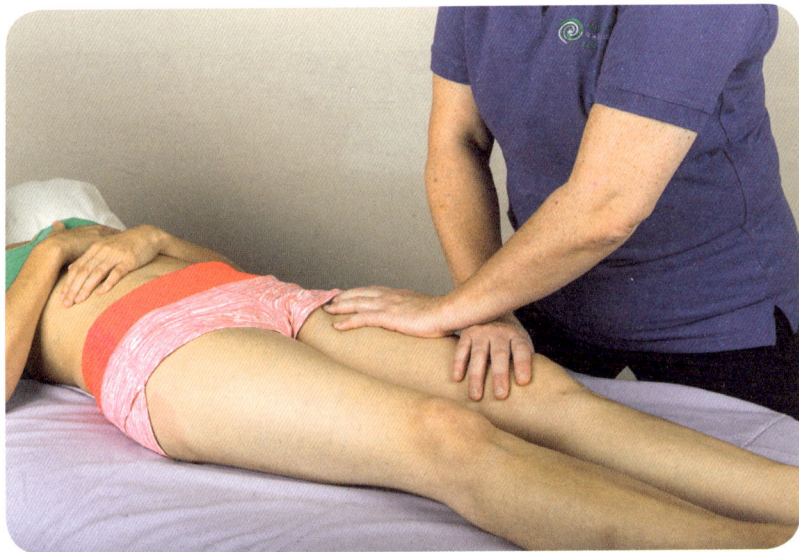

提示 为了增强感知意识，可在客户的另一条大腿前侧执行相同的技术，这样就可进行比较。你可能会注意到，一条腿比另一条腿受到更多的限制。这可以为你提供有关客户身体状况的有用信息，并可将这一信息添加到你的触诊评估结果中。

交叉手放松小腿前侧

由于小腿前侧的软组织比大腿前侧少很多，因此即使采用相同的交叉手放松技术，你还是会感觉到组织结构的差别，使用双手能够感到骨骼部位产生了更大的阻力。

1. 客户仰卧在治疗台上，腿部伸直。
2. 治疗师站在治疗台一侧。
3. 将一只手置于客户靠近踝关节处的小腿前侧，皮肤紧密接触，使用拇指与食指握住客户的踝关节前部，手指环绕脚踝内侧。
4. 将另一只手置于客户膝关节下方，用拇指和食指之间的弧线托住髌骨的下部。
5. 按压客户的组织深层屏障处，等待并沿着三维层面按压使组织发生微妙变化。
6. 避免强力压迫组织或滑动、滑过皮肤。
7. 实施该技术 3 ～ 5 分钟，以获得最佳效果。

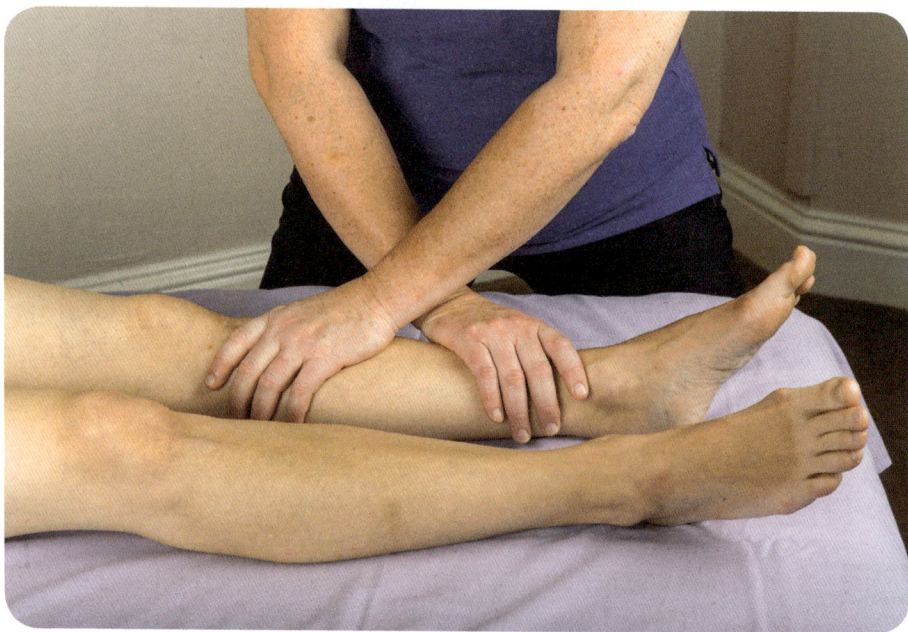

交叉手放松足弓内侧

交叉手放松足弓足内侧技术不仅可以放松足底筋膜，还可以放松足部上方的筋膜，并且能够为足部功能带来巨大的好处。

1. 客户采用仰卧姿势，腿部伸直，略微向外旋，并且根据需要提供支撑，注意保护膝关节。
2. 治疗师坐在治疗台的底部。
3. 将一只手置于客户足内前方（第一跖骨前部），皮肤紧密接触，将这里作为抓手。
4. 将另一只手置于客户踝关节内侧，皮肤紧密接触，将跟骨作为抓手。
5. 按压客户的组织深层屏障处，等待并沿着三维层面按压使组织发生微妙变化。
6. 避免强力压迫组织或滑动、滑过皮肤。
7. 实施该技术 3 ～ 5 分钟，以获得最佳效果。

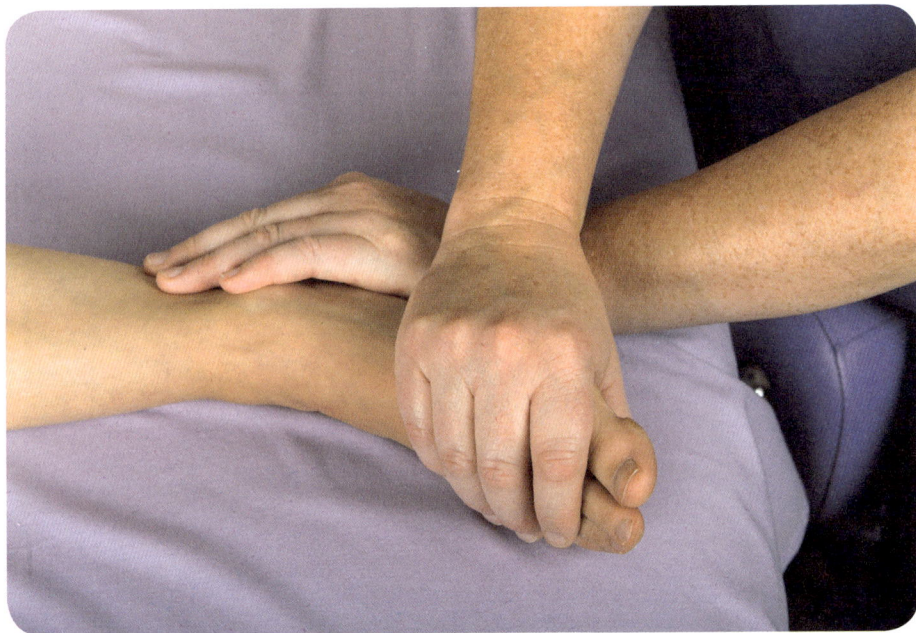

交叉手放松大腿后侧

在腿部执行 MFR 技术有助于保持膝关节、髋关节和足部的平衡，同时还能保持骨盆及其上方结构的平衡。

1. 客户俯卧在治疗台上，腿部伸直。
2. 治疗师站在治疗台一侧。
3. 将一只手置于靠近客户膝关节后侧的大腿后侧，皮肤紧密接触，指尖朝向客户脚踝。
4. 将另一只手置于客户腘绳肌肌腱所附的坐骨结节下方，指尖朝向客户头部。
5. 按压客户的组织深层屏障处，等待并沿着三维层面按压使组织发生微妙变化。
6. 避免强力压迫组织或滑动、滑过皮肤。
7. 实施该技术 3 ~ 5 分钟，以获得最佳效果。
8. 如果你将双手置于客户坐骨结节处，并将其作为抓手，可以让该技术的作用范围更加集中。

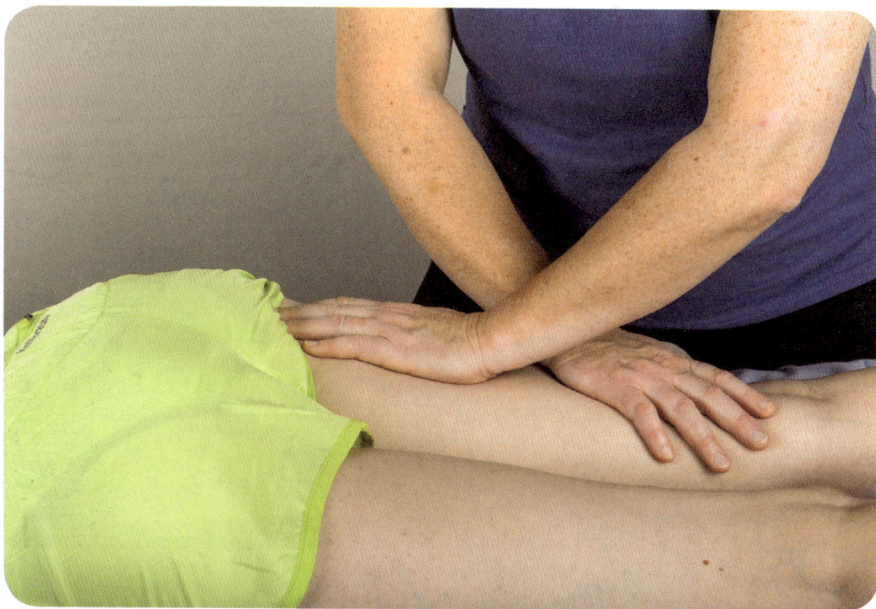

交叉手放松小腿后侧

1. 客户俯卧在治疗台上，腿部伸直。脚踝置于治疗台末端外。

2. 治疗师站在治疗台一侧。

3. 将一只手置于客户小腿后侧，皮肤紧密接触，手指呈弧形，用拇指与食指握住客户脚踝。

4. 将另一只手置于客户膝关节正下方，指尖朝向客户头部。

5. 按压客户的组织深层屏障处，等待并沿着三维层面发力使组织发生微妙变化。

6. 避免强力压迫组织或滑动、滑过皮肤。

7. 实施该技术 3 ～ 5 分钟，以获得最佳效果。

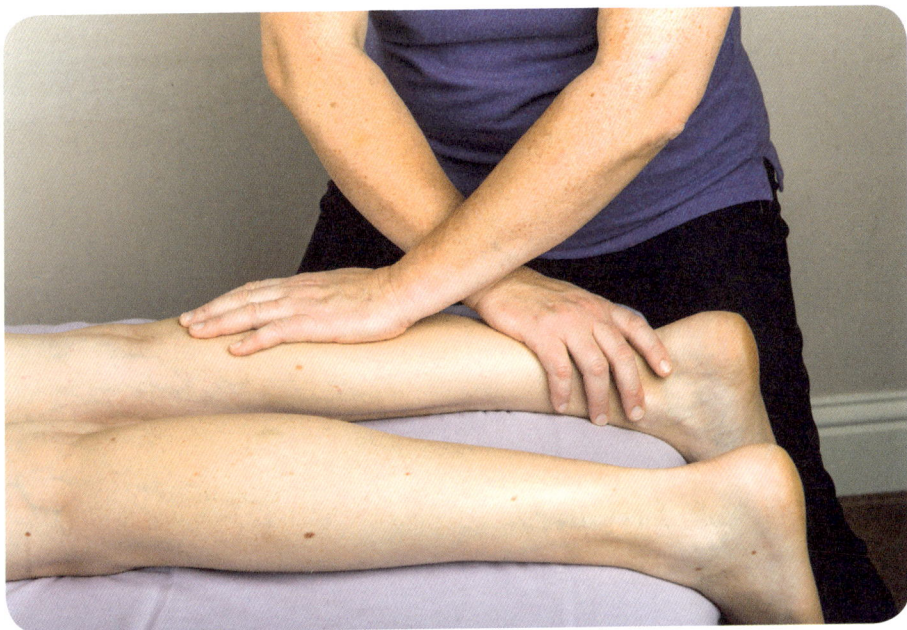

交叉手放松大腿外侧

1. 站在客户前面而非后面执行该技术可获得更好的人体力学结构。站在治疗台一侧也可为你提供更佳的人体力学结构。

2. 客户采用侧卧体位，接受治疗的腿伸直，并使用卷起的毛巾或另一只腿做支撑。

3. 治疗师站在治疗台的旁边。

4. 将一只手置于客户膝关节上方腿部外侧，皮肤紧密接触。

5. 将另一只手置于客户髋部外侧，指尖朝向客户髋部。

6. 按压客户的组织深层屏障处，等待并沿着三维层面按压使组织发生微妙变化。

7. 避免强力压迫组织或滑动、滑过皮肤。

8. 实施该技术 3 ~ 5 分钟，以获得最佳效果。

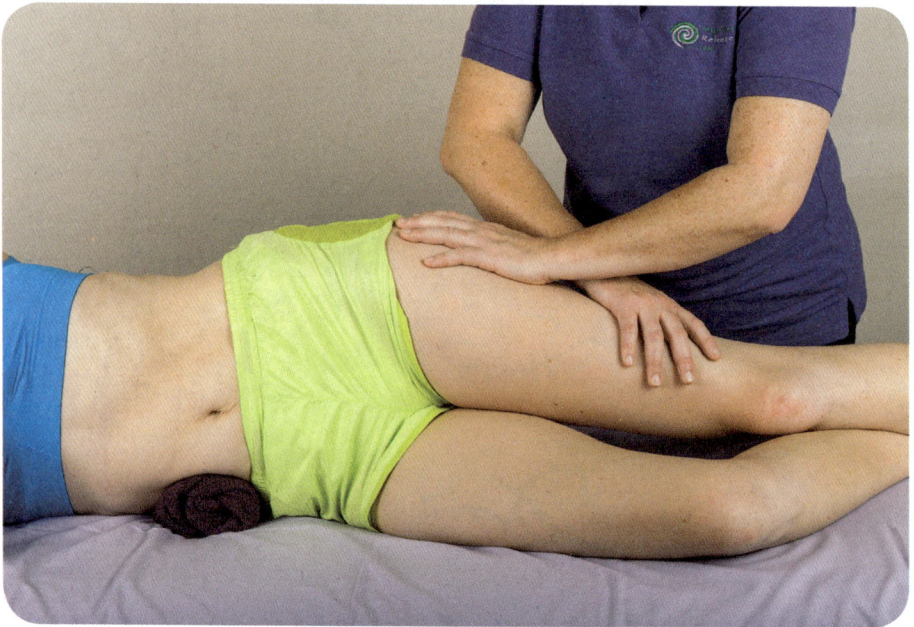

交叉手放松大腿内侧

1. 客户采用侧卧体位，接受治疗的腿伸直，不接受治疗的腿稍微弯曲并置于另一条腿前面，使用卷起的毛巾支撑该腿。
2. 治疗师站在治疗台一侧，位于客户后面。
3. 将一只手置于客户膝关节上方腿部内侧，皮肤紧密接触，指尖朝向客户脚踝。
4. 将另一只手置于客户骨盆下方，指尖朝向客户骨盆。
5. 按压客户的组织深层屏障处，等待并沿着三维层面按压使组织发生微妙变化。
6. 避免强力压迫组织或滑动、滑过皮肤。
7. 实施该技术 3 ~ 5 分钟，以获得最佳效果。
8. 由于该区域依附于耻骨区域，所以治疗该区域非常有利于骨盆保持平衡。
9. 确保客户不会向前滚动，上方腿部拥有足够支撑；否则，你的双手没有足够的操作空间。

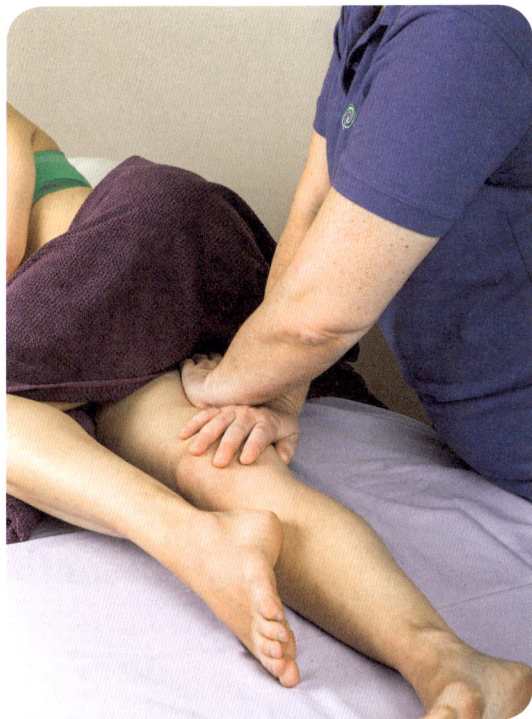

手臂技术

交叉手放松上臂

1. 客户仰卧在治疗台上，治疗侧手臂伸直，肩关节向外旋转，掌心向上。
2. 治疗师站在治疗台一侧。
3. 将一只手置于客户上臂处，皮肤紧密接触，手部触摸客户肩关节，指尖朝向客户头部。
4. 将另一只手置于客户肘部，指尖朝向客户手腕。
5. 按压客户的组织深层屏障处，等待并沿着三维层面按压使组织发生微妙变化。
6. 避免强力压迫组织或滑动、滑过皮肤。
7. 实施该技术 3～5 分钟，以获得最佳效果。

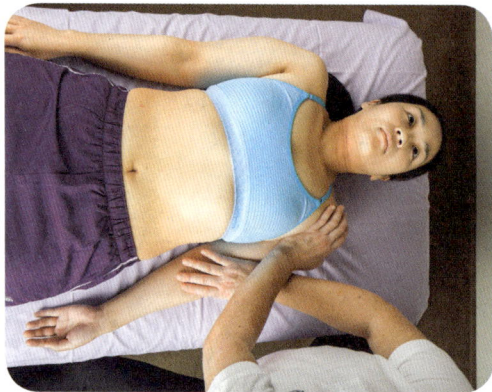

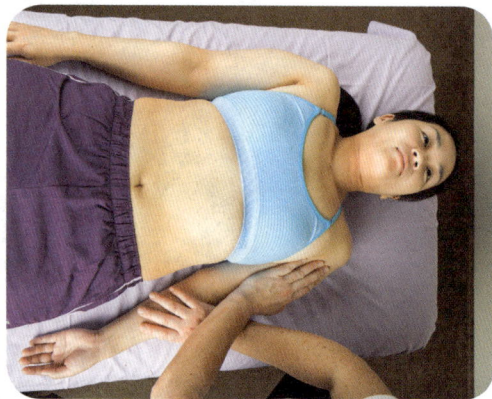

交叉手放松肘关节

1. 客户仰卧在治疗台上，治疗侧手臂伸直，肩关节向外旋转，掌心向上。
2. 治疗师站在治疗台一侧。
3. 将一只手置于客户上臂，皮肤紧密接触，指尖朝向客户头部。
4. 将另一只手置于客户肘部正下方，指尖朝向客户手腕。
5. 按压客户的组织深层屏障处，等待并沿着三维层面按压使组织发生微妙变化。
6. 避免强力压迫组织或滑动、滑过皮肤。
7. 实施该技术 3～5 分钟，以获得最佳效果。

躯干技术

交叉手放松胸部上方（胸肌区域）

1. 客户仰卧在治疗台上，不使用枕头，接受治疗的手臂与手腕伸直，掌心向上，在肩关节处向外旋转手臂。将客户头部与颈部扭转，远离正在接受治疗的一侧。
2. 治疗师根据舒适度选择站在治疗台的顶部或侧面。
3. 将一只手置于客户肩关节前侧，皮肤紧密接触，指尖朝向客户手腕，略微侧向客户手臂。
4. 将另一只手略微侧向正在接受治疗的胸骨，手指置于胸骨上方，指尖朝向对侧的腋窝。
5. 按压客户的组织深层屏障处，等待并沿着三维层面按压使组织发生微妙变化。
6. 避免强力压迫组织或滑动、滑过皮肤。
7. 实施该技术 3～5 分钟，以获得最佳效果。

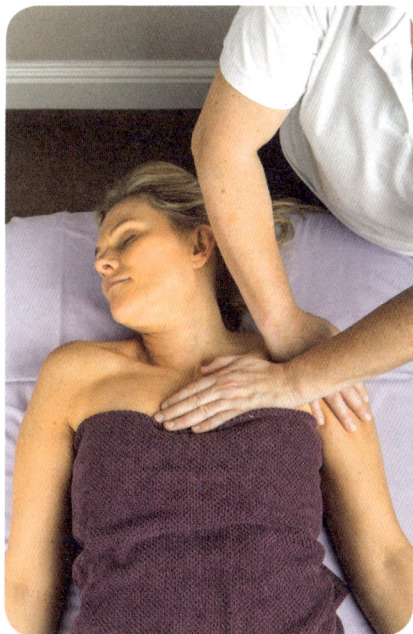

提示 这是伸展胸部的技术，有助于解决上背部与肩部受限处的问题。为了获得最佳效果，建议在胸部两侧实施该技术。

交叉手放松髋部前侧

1. 客户仰卧在治疗台上，腿部伸直。
2. 治疗师站在治疗台一侧。
3. 将一只手置于客户髂前上棘正上方的下腹区域，皮肤紧密接触，指尖朝向客户另一侧肩膀。
4. 将另一只手置于客户髂前上棘正下方的大腿上侧，指尖朝向客户足部。
5. 按压客户的组织深层屏障处，等待并沿着三维层面按压使组织发生微妙变化。
6. 避免强力压迫组织或滑动、滑过皮肤。
7. 实施该技术 3 ～ 5 分钟，以获得最佳效果。

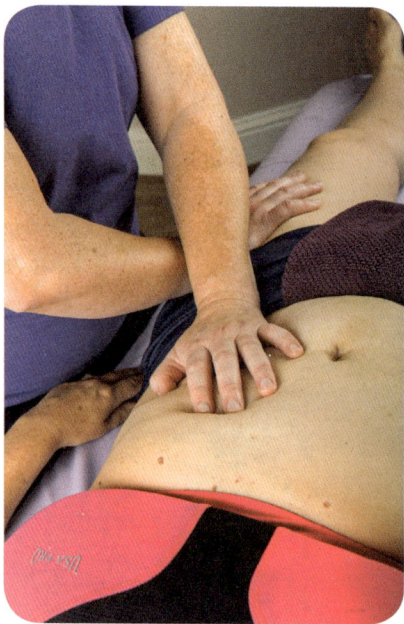

提示 • 该技术经常会引起治疗性灼热感，这是紧绷组织得到放松并重构至正常静态长度后的正常反应。

治疗经验

我经常使用该技术为客户治疗腰部、骶骨和坐骨组织处。

交叉手放松大腿前侧和平衡旋前的髂骨

交叉手放松大腿前侧技术有助于保持骨盆平衡，它与本章介绍的交叉手放松技术相同，然而此处描述的手部位置更加具体，以便你可以使用该技术来解决髂骨旋前的问题。

为了观察并感受该技术的作用，需要定位并且标记客户身上的四个骨骼标志：两个髂前上棘和两个髂后上棘。请参阅第 4 章了解有关如何寻找这些区域的信息。

在执行这项技术之前执行骨盆触诊评估非常有帮助。

骨盆触诊评估

1. 客户仰卧在治疗台上，膝关节弯曲，双足并拢，往臀部靠近。
2. 指导客户将髋部抬离治疗台，确认髋部完全离开台面后，接着指导客户将髋部移回原位，伸直双腿。这让你能够直观观察骨盆中出现的不平衡问题，由于客户在这个过程中处于失重状态，因此你不会受到代偿模式的干扰。
3. 指导客户伸直双腿。
4. 治疗疗师站在治疗台台脚处，指导客户并拢双足，注意观察踝骨内侧（踝关节）水平对齐的情况。通常会出现一侧踝骨看起来比另一侧踝骨低的情况。
5. 站至客户髋部一侧，并将双手平放于客户髂前上棘。
6. 使用拇指作为标记，勾住两侧的髂前上棘，并观察其是否高低不一。

髂前上棘较低的一侧的踝骨通常也较低，这称为骨盆失衡和下肢不等长。这是一种非常简单的评估，如果对髂前上棘较低的一侧实施下列技术，接着让客户再次抬起髋部重新测试，你便可以观察到显著的改善效果。

交叉手放松、平衡旋前的髂骨

1. 客户仰卧在治疗台上，腿部伸直。
2. 治疗师站在治疗台一侧，建议站在客户髂前上棘较低的一侧。
3. 将一只手置于客户髂前上棘，皮肤紧密接触，指尖朝向客户头部。
4. 将另一只手置于髂前上棘正下方的大腿，指尖朝向客户足部。

5. 按压客户的组织深层屏障处，等待并沿着三维层面按压使组织发生微妙变化。

6. 避免强力压迫组织或滑动、滑过皮肤。

7. 实施该技术 3 ～ 5 分钟，以获得最佳效果。

8. 当组织发生变化时，你会感觉到髂骨后旋或倾斜。

9. 继续放松，鼓励客户移动髂骨，逐一放松各个屏障处。执行完该技术后，重新检查骨骼标志。

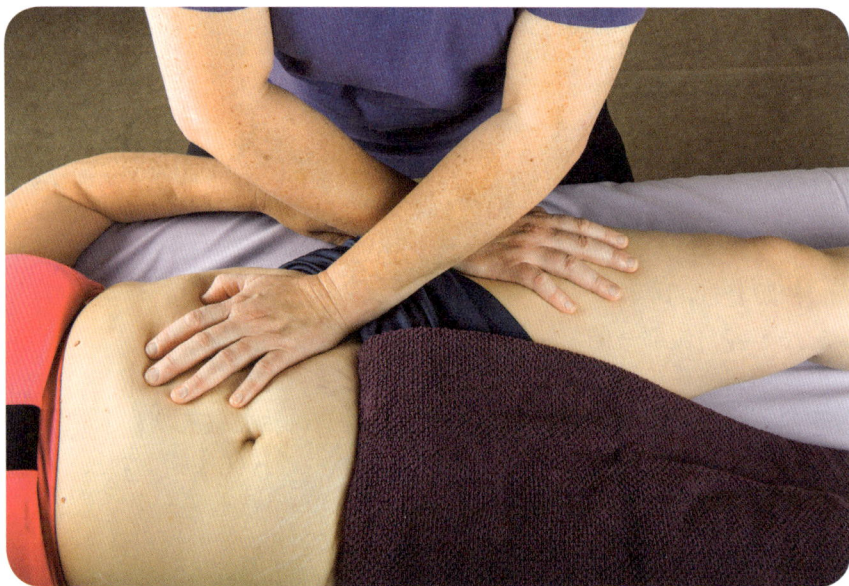

交叉手放松腰骶连接处（L5-S1 减压术）

1. 客户俯卧在治疗台上，腿部伸直。
2. 治疗师站在治疗台一侧。
3. 将一只手置于客户骶骨上面，皮肤紧密接触，手呈弧形，穿过骶骨并轻触臀部中缝。
4. 将另一只手置于客户下腰椎，指尖朝向客户头部。
5. 按压客户的组织深层屏障处，等待并沿着三维层面按压使组织发生微妙变化。
6. 避免强力压迫组织或滑动、滑过皮肤。
7. 实施该技术 3 ~ 5 分钟，以获得最佳效果。

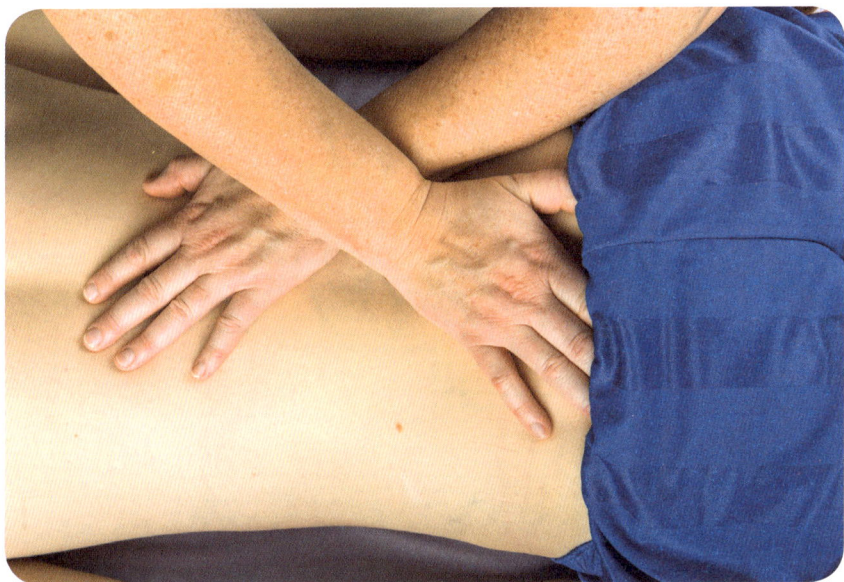

治疗经验

　　许多人长期承受椎间盘压迫、腰椎与骶骨疼痛，以及功能障碍疼痛。这是有效缓解这些区域紧张的技术。

交叉手放松上背部

1. 客户俯卧在治疗台上。
2. 治疗师站在治疗台的顶部。
3. 将一只手手掌侧向客户脊柱，皮肤紧密接触，手指划过肩胛骨内侧边缘以及肩胛骨上面。
4. 将另一只手置于相对侧的同一部位。
5. 按压客户的组织深层屏障处，等待并沿着三维层面按压使组织发生微妙变化。
6. 避免强力压迫组织或滑动、滑过皮肤。
7. 实施该技术 3 ～ 5 分钟，以获得最佳效果。

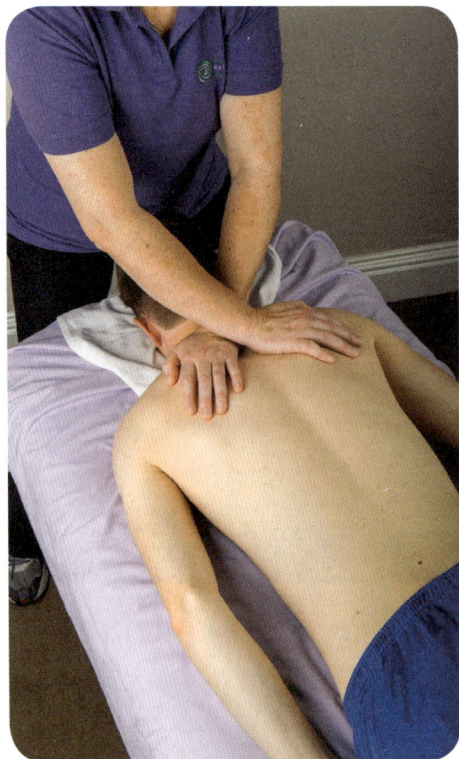

提示　实施该技术时，可使用一只手置于客户背部，另一只手置于客户同一侧或对角侧的腰部。

交叉手放松腰部侧面区域

1. 客户呈对角线躺在治疗台上，上面的腿伸直，稍微靠后至治疗台边缘。
2. 在客户腰部下方放置一个小枕头或卷起的毛巾，以保持腰椎处于中立位。
3. 如果可以，让客户将上臂置于头部（或尽量向前），以最大限度延长身体。
4. 治疗师站在治疗台一侧，位于客户后面。
5. 将一只手置于客户髂嵴上，皮肤紧密接触，作为抓手，指尖朝向客户足部。
6. 将另一只手放在下肋骨与肋骨和髋部之间的软组织上，指尖朝向客户头部。
7. 按压客户的组织深层屏障处，等待并沿着三维层面按压使组织发生微妙变化。
8. 避免强力压迫组织或滑动、滑过皮肤。
9. 实施该技术 3 ～ 5 分钟，以获得最佳效果。
10. 治疗完成后，将客户的手臂和腿部抬回中线。

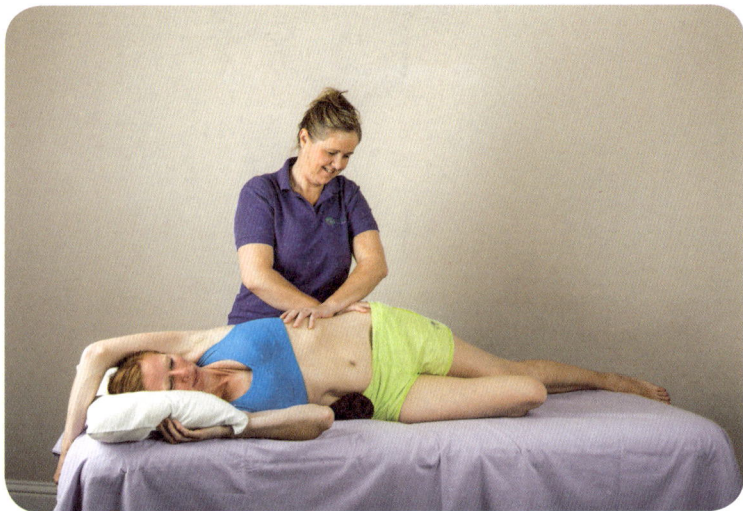

提示 虽然该技术是解决背部常见问题的好方法，但是在指导有椎间盘问题或神经问题的客户摆放体位时需要稍加注意。如果客户开始感到神经疼痛，则立即停止使用该技术，让客户采用俯卧姿势再执行该技术。

交叉手放松髋部外侧

1. 客户呈对角线躺在治疗台上，上面的腿伸直，稍微靠后至治疗台边缘。
2. 在客户腰部下方放置一个小枕头或卷起的毛巾，以保持其腰椎处于中立位。
3. 如果可以，让客户将上臂置于头部上方（或尽量置于身体前方），以最大限度延长身体。
4. 治疗师站在治疗台一侧，位于客户后面。
5. 将一只手置于客户上方大腿外侧，皮肤紧密接触，指尖朝向客户足部。
6. 将一只手与另一只手交叉，置于客户身体稍低于髂嵴处，指尖朝向客户头部。
7. 按压客户的组织深层屏障处，等待并沿着三维层面按压使组织发生微妙变化。
8. 治疗师的手避免强力压迫组织或滑动、滑过皮肤。
9. 实施该技术 3 ～ 5 分钟，以获得最佳效果。
10. 完成该技术后，将客户的手臂和腿部抬回中线。

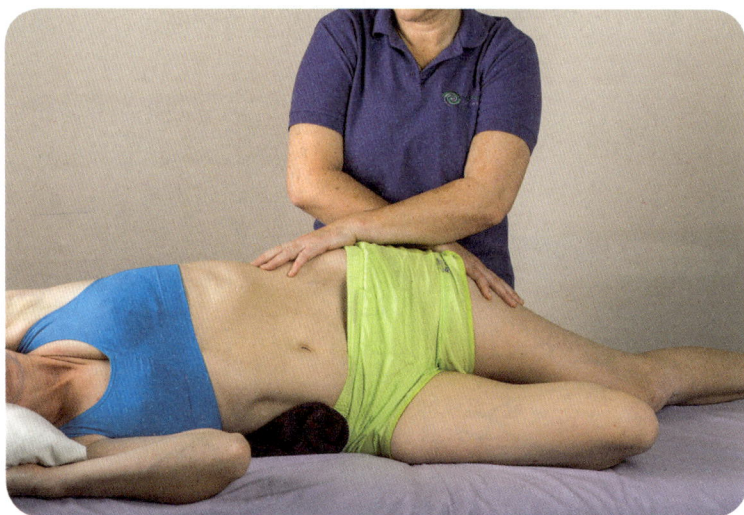

提示
- 该技术与交叉手放松腰部侧面区域相同，是解决背部常见问题的好方法。同样，在指导有椎间盘问题或神经问题的客户摆放体位时需要稍加注意。如果客户开始感到神经疼痛，则立即停止使用该技术，让客户采用俯卧姿势再执行该技术。
- 该技术能够解决客户的腰部问题、骨盆失衡和腿部长度不一等问题，是我最喜欢的技术之一。

交叉手放松侧卧位颈部侧面与肩膀外侧

1. 客户侧卧于治疗台上，无须枕头，上臂置于身体侧面。
2. 以舒适为准，治疗师站在或坐在治疗台的顶部或顶角。
3. 将一只手置于客户肩膀前外侧，皮肤紧密接触，以肩关节作为抓手，指尖朝向客户髋部。
4. 将另一只手置于客户颈部和脸部侧面，皮肤紧密接触。如果双手交叉，则一只手的指尖朝向客户头部，如下方第一张图。如果双手不交叉，则两只手的指尖都朝向客户足部，如下方第二张图。
5. 按压客户的组织深层屏障处，等待并沿着三维层面按压使组织发生微妙变化。
6. 避免强力压迫组织或滑动、滑过皮肤。
7. 实施该技术 3 ～ 5 分钟，以获得最佳效果。

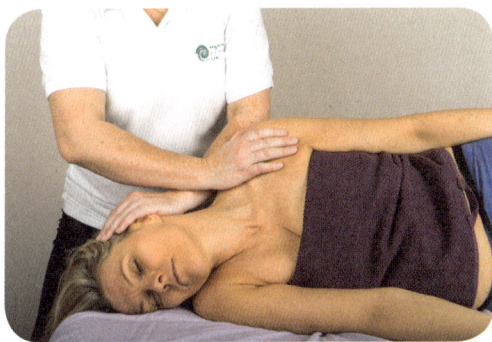

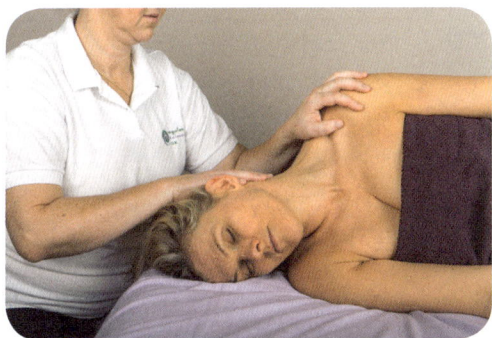

提示　在指导有椎间盘问题或神经问题的客户摆放体位时需要稍加注意，如果客户开始感到神经疼痛，则立即停止使用该技术，让客户采用俯卧姿势再执行该技术。使用该技术时，可不交叉双手；其应用方法与其他交叉手放松技术相同。

头部与颈部技术

交叉手放松前颈椎

虽然交叉手放松前颈椎技术被视为交叉手放松技术，但由于该技术主要用于治疗枕骨下方区域与颈椎，因此与其他交叉手放松技术略有不同。

支撑头部与颈部的那只手待头部变柔软、颈部变长、组织软化后松开，而后移至下一组织屏障处。同时，上面的手按入胸部和胸骨区域，等待出现组织向内和向下（朝向足部）软化的感觉。使用与其他交叉手放松技术一样的方式放松一个又一个的组织屏障。

1. 客户仰卧在治疗台上，无须枕头。
2. 治疗师坐在治疗台的顶部。
3. 用一只手支撑客户头部，以手腕舒适为准，指尖朝向客户足部或者一侧肩膀。
4. 将另一只手置于客户胸部，皮肤紧密接触，手掌接触客户胸骨，指尖朝向客户足部。
5. 让客户头部在你提供支撑的手部变得柔软，然后上面的手按入组织深层屏障处。等待直至组织放松。
6. 当客户颈部变得柔软时，轻轻地将客户的头部与颈部拖向自己，同时使用上面的手轻轻向客户足部方向施力。
7. 处理一个又一个的屏障，直到组织明显软化。
8. 始终在组织屏障处等待，避免强力压迫组织或滑动、滑过皮肤。
9. 实施该技术 3 ～ 5 分钟，以获得最佳效果。

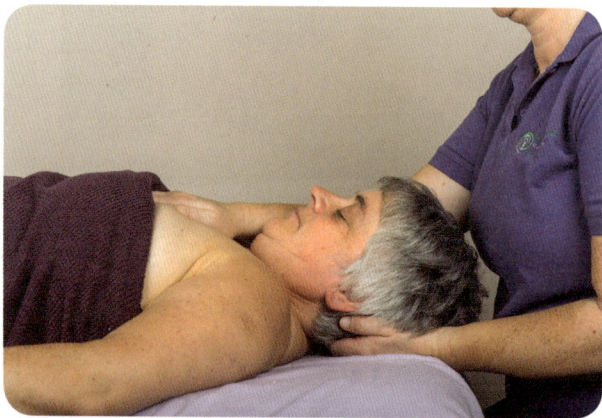

小 结

许多学习 MFR 的人都知道先拉伸组织，再等待组织软化或采用较小的压力按压组织，等待组织舒展。虽然这种做法对于其他身体治疗师来说非常合适，但是在 MFR 技术中，我们要寻找组织受限处并促使其发生变化，而非强力压迫或仅在组织屏障处等待。

本章介绍了具体的交叉手放松技术。当你了解交叉手放松的概念后，便可以将其应用于身体的任何地方。

记住，MFR 并不是一种对症疗法，换句话说，该技术并非针对症状进行治疗。症状可能出现在身体的某个区域，但这可能是三维筋膜基质中其他受限处所导致的。因此，并没有特定技术可以针对性地治疗特定疼痛和损伤。整个筋膜基质都必须接受治疗以消除疼痛。

在开始执行每种技术之前都要检查人体力学结构。当你站立时，保持背部挺直，抬头稍向后旋，倾斜骨盆以保护腰部；保持手臂靠近身体，让肘部与手腕变得柔软与放松。如果你觉得身体开始疲惫，则可以移动双手，但是必须从头开始执行该技术。

熟能生巧。正如我们在前面所提及的，交叉手放松能够帮你培养信心与直觉，并且增强动觉意识，是开启 MFR 治疗旅程的一种好方式。

简答题

1. 交叉手放松只能用于治疗肌肉吗？

2. 在侧腰实施交叉手放松时，应该注意什么？

3. 当你想要调整客户的髂骨时，应将手放在骨盆前部的哪个骨骼标志上？

4. 在执行交叉手放松技术时，可以使用按摩油或乳液吗？

第 7 章　纵向轴放松

顾名思义，纵向轴放松是贯穿整个身体的筋膜及其相关组织的治疗技术。由于筋膜主要是从上到下排列的，因此，纵向轴放松或牵引手臂与腿部的技术都是拉伸身体的好方法。

与大部分交叉手放松技术相似，在实施纵向轴放松时，你可以站着牵引客户的手臂与腿部。不过，由于你需要稍微向后倾斜身体以利用体重来牵引客户的肢体使之放松，因此你需要掌握好身体的平衡。这种平衡力度的控制要相当精确，因为过度牵引会导致客户紧张，使得技术难以执行，因此切记，不要过度牵引。

指导客户摆姿势，并以不同角度牵引客户的手臂和腿部以取得最好的效果。通常，牵引手臂或腿部的目的是放松整个肢体，其包括相关联的关节、牵引作用力线中的其他结构，以及身体另一侧和另一端。采用的技术包括旋转肩部和髋关节，以促进组织变化。

出于教学的目的，我在描述一些技术时，常以牵引技术开始，接着是外旋技术，然后是外展技术。随着你拥有更多的经验，你会发现你的技术应用更加流畅，而不仅是单独的技术（线性的）。最终，只要你在三个方向治疗，或者在运动平面治疗，就可以按任何顺序执行这些技术。

利用本章的所有技术时，应在治疗前确定意图，让自己与客户投入其中（专注或放松，然后保持默契），告诉客户你将要做什么并与客户进行治疗对话，以便客户了解身体将会产生的反应及其带来的影响。此外，在执行完技术后，检查客户身体是否出现血管舒张反应或发红区域。在这些区域以及客户接受纵向轴放松时有感觉和受影响的区域实施 MFR 技术。

　　本章详细介绍了纵向轴放松技术，描述了手部摆放位置，并介绍了有关这一技术的其他知识。建议你在执行技术之前阅读整章，这有助于你更流畅地应用技术，以及提升感观意识。

仰卧位牵引

仰卧牵引手臂

1. 客户仰卧在治疗台上，无须枕头。
2. 先实施手臂技术，此时不要使用筋膜技术，这样你就能熟悉手部摆放位置。这有助于你辅助客户完成手臂环行运动。
3. 站在治疗台一侧。
4. 采用舒适的方式，双手轻轻握住客户前臂，不要抓住客户手腕。将客户手臂轻轻抬离治疗台，你的背部与肩部应保持舒适。
5. 身体稍微向后倾斜并轻轻牵引客户手臂，直至感觉到终末感或轻微的阻力；不要强制越过客户痛点或滑过皮肤。
6. 持续牵引，同时围绕肩关节外旋客户手臂，直至感觉到组织阻力和终末感，同样不要强制越过客户痛点。
7. 保持前两个维度施力，外展客户手臂至离开身体，直至再次感觉到组织阻力和终末感，不要强制越过客户痛点。
8. 保持这三个屏障的施力，等待它们逐一软化，略过松弛的组织，移至下一个组织屏障处或出现终末感，继续逐一放松这些部位，使之软化。
9. 随着手臂的组织变化，进一步采用外展和外旋技术，并且逐渐延长实施技术的时间。
10. 与客户交谈以了解其治疗时的效果与反应。
11. 将客户手臂置于其头部上方。持续牵引手臂，直至其变得更柔顺，客户手臂此时应该指向天花板。握着客户的手臂并将其移至治疗台对面。

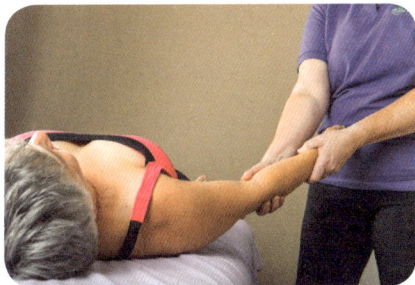

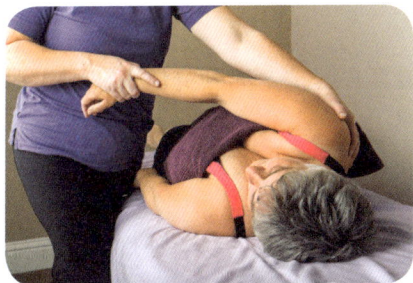

12. 轻轻地向你的方向拖拉客户肩膀，牵引客户手臂以寻找身体组织阻力。另一只手置于客户肩膀侧面、肩胛骨内侧，向后倾斜并向你的方向滑行。

13. 持续牵引，直至感觉客户的整个手臂和肩膀得到拉伸，接着轻轻放开客户的肩胛骨，让客户肩膀落回治疗台，同时一只手持续牵引客户的手臂。

14. 继续向天花板方向牵引客户的手臂，接着走到治疗台的另一侧，将其手臂内收至侧面。

15. 保持实施该技术 5 分钟或以上，不要强力压迫组织。

治疗经验

虽然该技术对于治疗客户的肩周炎、肩袖损伤和肌腱炎（腱鞘炎）等肩膀问题非常有效，但是需要注意的是，客户这些身体部位的外展范围受限，可能无法完成该技术的完整环行动作。在这种情况下，在三个运动平面牵引客户手臂能够取得不错的效果。

仰卧牵引腿部

1. 客户仰卧在治疗台上。

2. 治疗师站在治疗台一侧并靠近治疗台的下端。

3. 面向客户头部，双手采用舒适的方式轻轻握住客户的小腿。将客户的腿部轻轻抬离治疗台，你的背部与肩部应保持舒适；如果可以，使用一只手使客户的踝关节背屈。

4. 身体稍微向后倾斜并轻轻牵引客户的腿部，直至感觉到终末感或轻微的阻力。

5. 持续牵引，同时在髋关节处外旋客户腿部，直至找到组织阻力和出现终末感。

6. 保持前两个维度持续施力，同时外展客户腿部至离开身体，直到找到组织阻力和出现终末感。

7. 保持这三个屏障的施力，等待它们逐一软化，略过松化的组织，移至下一个组织屏障处，逐一放松这些部位，使之软化。

8. 随着腿部软化，进一步采用外展和外旋动作，并且逐渐延长动作保持时间。

9. 与客户交谈，了解治疗时的效果与反应，并检查客户的膝关节是否感到舒服。

10. 当客户腿部无法再进一步外展时，继续牵引，将客户的足部缓缓向天花板抬起，再进行外展，移至髋关节屈曲处，等待组织得到软化。在治疗台底部拖着客户的腿部来回移动，然后执行内旋动作。

11. 牵引客户腿部，并轻轻地向你的方向牵引客户髋部，将一只手置于客户髋部侧面，向你的方向滑行。另一只手持续牵引客户腿部，站在腿下方操作。

12. 持续牵引，直到感觉客户的整个腿部与髋部得到拉伸，接着轻轻地放开客户的髋部，使之落回治疗台，同时一只手持续牵引客户的腿部。

13. 继续牵引客户的腿部，并轻轻地将其移回髋关节屈曲处，接着走到治疗台的另一侧，将其腿部内收至侧面。

14. 记住，不要强制越过任何方向的痛点或滑过皮肤。务必保持实施该技术至少 5 分钟或以上，以获得最佳效果。

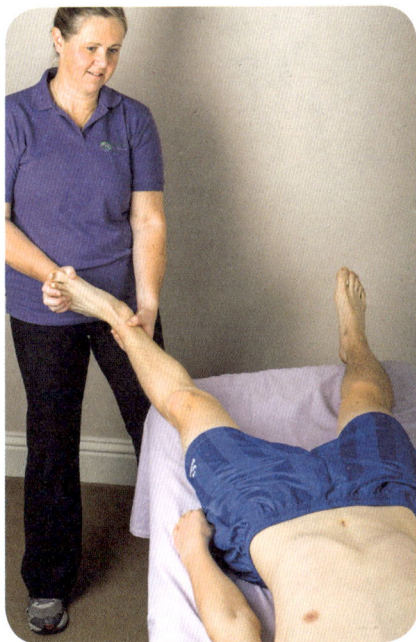

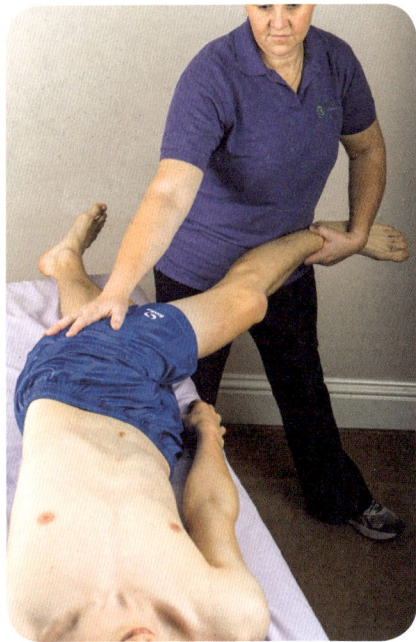

提示 你可以在加入筋膜技术之前，练习腿部动作和手部姿势。

仰卧位牵引

仰卧牵引肘部

1. 客户仰卧在治疗台上。
2. 治疗师站在治疗台的顶部。
3. 轻轻握住客户的手臂，将其抬高至头部、肩关节屈曲处，使肘部弯曲。
4. 手指环绕客户弯曲的肘部，拇指朝向肘部后侧。
5. 轻轻地将肘部抬向天花板直至出现组织阻力，同时稍微向后倾斜，向你的方向牵引肘部和手臂直至出现组织阻力。
6. 与客户交谈，了解治疗时的效果与反应。
7. 持续牵引，直到感觉客户的整个手臂和肩膀得到拉伸。
8. 记住，不要强制越过任何方向的痛点或滑过皮肤。务必保持实施该技术至少 5 分钟或以上，以获得最佳效果。

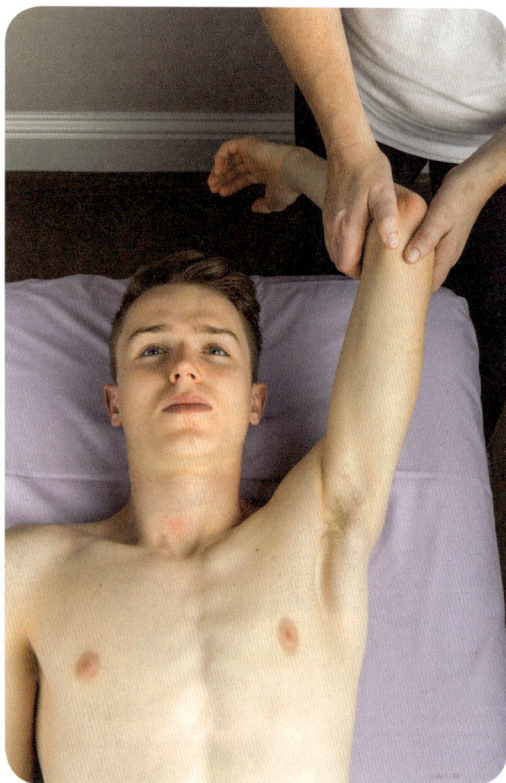

俯卧位牵引

俯卧牵引手臂

1. 客户俯卧在治疗台上。

2. 治疗师站在治疗台一侧。

3. 采用舒适的方式，双手轻轻握住客户前臂；不要抓住客户手腕。将客户的手臂轻轻地抬离治疗台，使你的背部与肩部保持舒适。

4. 身体稍微向后倾斜并轻轻牵引客户的手臂，直至感觉到终末感或轻微的阻力。

5. 持续牵引，同时在客户肩关节处向外旋转手臂，直至出现组织阻力和终末感。

6. 保持前两个维度持续施力，同时外展客户手臂至离开身体，直至出现组织阻力和终末感。

7. 保持这三个屏障的施力，等待它们逐一软化，略过松弛的组织，移至下一个组织屏障处，逐一放松这些部位，使之软化。

8. 随着手臂得到软化，进一步采用外展和外旋动作，并且逐渐延长动作保持时间。当手臂软化到肩部屈曲处，将客户的手臂移动到治疗台顶部。

9. 与客户交谈，了解治疗时的效果与反应。

10. 持续牵引，直至感觉客户的整个手臂得到拉伸；然后再慢慢地内收手臂回至客户侧面。

11. 记住，不要强制越过任何方向的痛点或滑过皮肤。务必保持实施该技术至少5分钟或以上，以获得最佳效果。

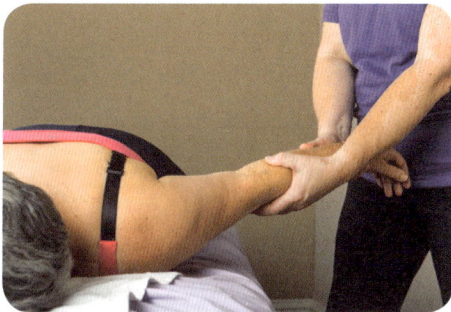

治疗经验

　　仰卧牵引手臂技术是解决肩部与手臂问题的一种有效技术；然而，在实施这一技术时，有特定肩部问题的客户的手臂可能无法完成肩部屈曲动作。保持在客户手臂可移动的范围内实施治疗，你会注意到，每次执行完该技术后，由于受限处得到放松，客户的手臂能够完成更大范围的动作。

俯卧牵引腿部

1. 客户采用俯卧姿势，身体靠近治疗台的一侧边缘。将足部和脚踝置于治疗台末端，头部转向侧面。

2. 治疗师站在治疗台一侧并靠近治疗台的下端。

3. 双手采用舒适的方式轻轻握住客户的小腿，将小腿轻轻地抬离治疗台，使你的背部与肩部舒适。如果可以，使用一只手使客户的踝关节背屈。

4. 身体稍微向后倾斜并轻轻牵引客户的腿部，直至感觉到终末感或轻微的阻力。

5. 持续牵引，同时在髋关节处外旋客户腿部，直至出现组织阻力和终末感。

6. 保持前两个维度持续施力，同时外展客户腿部至离开身体，直至感觉到组织阻力和终末感。

7. 保持这三个屏障的施力，等待它们逐一软化，略过松弛的组织，移至下一个组织屏障处，逐一放松这些部位，使组织发生变化。

8. 随着腿部得到软化，进一步采用外展和外旋动作，并且逐渐延长动作保持时间。

9. 与客户交谈，了解治疗时的效果与反应，并检查客户的膝关节是否感到舒服。

10. 持续牵引，直至感觉到客户的整个腿部和髋部得到拉伸。

11. 继续牵引客户腿部，并通过内收将其轻轻地移回中线。

12. 记住，不要强制越过任何方向的痛点或滑过皮肤。务必保持实施该技术至少 5 分钟或以上，以获得最佳效果。

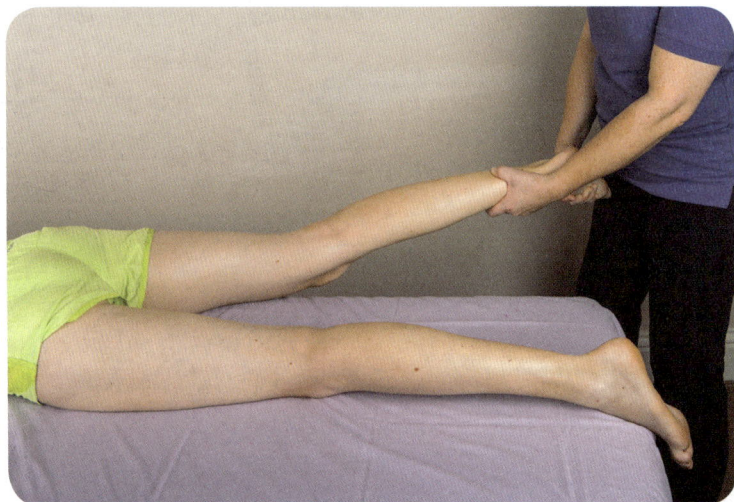

双侧位牵引

双臂俯卧与仰卧牵引

无论客户采用俯卧还是仰卧姿势，所实施的技术都基本相同，效果差别来自通过身体的牵拉线方向。你基本上可以通过指导客户摆出适当的体位来定位组织具体位置。这种技术可以有效地评估身体两侧筋膜拖动的感觉差异。

1. 客户俯卧或仰卧在治疗台上。
2. 治疗师站在治疗台的顶部。
3. 帮助客户将手臂置于头部上方。
4. 如果客户觉得舒服，则可以轻轻握住客户的前臂或者肘部附近。
5. 身体稍微向后倾斜并轻轻牵引客户手臂，直至感觉到终末感或轻微的阻力；此时，客户的手臂会自然地做出轻微的内旋动作。
6. 与客户交谈，了解治疗时的效果与反应。
7. 持续牵引，直至感觉到客户的双臂和双肩得到拉伸；然后慢慢地将其手臂放回两侧。
8. 记住，不要强制越过任何方向的痛点或滑过皮肤。务必保持实施该技术至少 5 分钟或以上，以获得最佳效果。

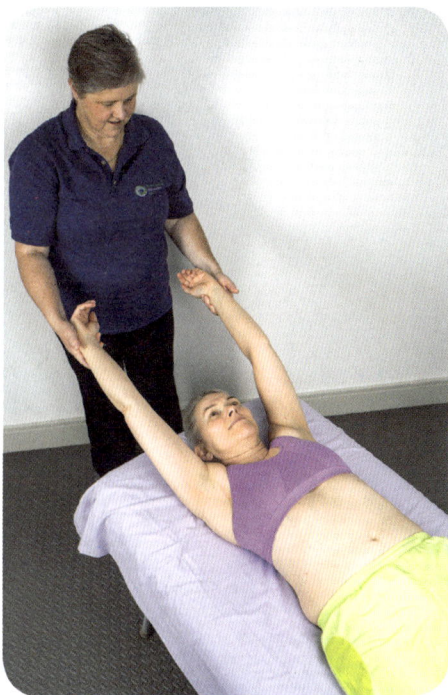

治疗经验

如果你同时牵引双臂，并实施技术足够长的时间，客户的身体会持续得到软化。客户会经常反映，在接受该技术后感觉整个背部和骨盆得到放松。保持在客户身体可移动的范围内实施治疗，并始终在筋膜屏障处等待。

双腿俯卧与仰卧牵引

采用与牵引双臂相同的方式，牵引俯卧位和仰卧位下的双腿。同时牵引两条腿，会让整个身体，特别是骨盆和骶骨得到有效的软化。

1. 客户俯卧或仰卧在治疗台上。
2. 治疗师站在治疗台底部。
3. 轻轻握住客户的双腿或脚踝上方，轻轻地将其抬离治疗台，使你的背部与肩部保持舒适。
4. 身体稍微向后倾斜并轻轻地牵引客户的腿部，直至感觉到终末感或轻微的阻力。
5. 与客户交谈，了解治疗时的效果与反应。
6. 持续牵引，直到感觉到客户的整个腿部和髋部两侧得到拉伸。
7. 当你明显感觉到组织得到拉伸和软化时，将其缓慢放回治疗台。
8. 记住，不要强制越过任何方向的痛点或滑过皮肤。务必保持实施该技术 3～5 分钟，以获得最佳效果。

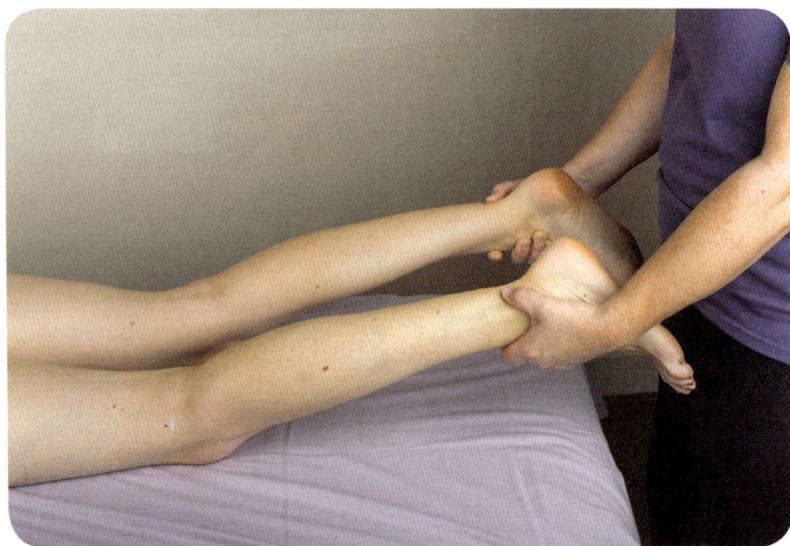

提示 与手臂牵引技术相同，该技术也可以有效评估身体两侧筋膜拖动的感觉差异。

相对侧和侧卧位牵引

相对侧手臂与腿部俯卧和仰卧牵引

人体在不断地尝试代偿功能障碍与重力。常见的例子是右髋和左肩的功能障碍。一般来说，如果你找到某个紧绷的组织（即无法延长），就会发现对立组织的情况（即延长，但紧张无法收缩）。必须放松紧绷组织和对侧组织才能促进平衡。此时，对侧牵引技术可以为你提供帮助。运用该技术时，既可以由一位治疗师指导客户摆放体位，也可以如下图所示，由两名治疗师指导完成。

1. 客户俯卧或仰卧在治疗台上。
2. 治疗师站在治疗台顶部或底部一角。如果与另一位治疗师共同执行该项技术，则第二位治疗师站在治疗台对角线的位置。
3. 如果自己提供治疗，外展客户一侧的肢体，直至感受到组织阻力和终末感，并使其舒适地置于治疗台边缘。
4. 治疗师站在对角，轻轻握住客户肢体，稍稍抬起肢体，牵引客户手臂或腿部，确保自己的背部与肩部保持舒适。
5. 身体稍微向后倾斜并轻轻牵引客户肢体，直至感觉到终末感或轻微的阻力；肢体会根据体位自然内旋或外旋。
6. 与客户交谈，了解治疗时的效果与反应。
7. 持续牵引，直至感觉到客户的整个肢体得到拉伸，以及相对侧的肢体出现牵引感。
8. 当你明显感觉到组织得到拉伸和软化时，将客户的肢体缓慢放回治疗台。移动至客户的对侧肢体，并重复该过程。
9. 记住，不要强制越过任何方向的痛点或滑过皮肤。务必保持实施该技术至少 5 分钟或以上，以获得最佳效果。

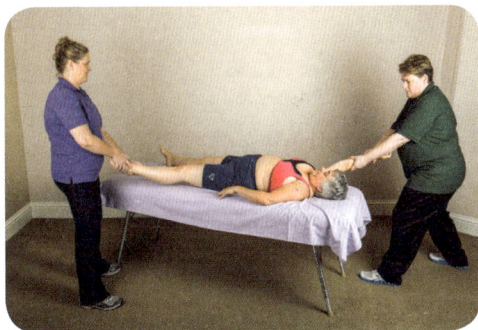

提示 与双臂和双腿牵引一样，不管客户采用俯卧还是仰卧姿势，均采用相同方式往相反方向牵引。客户有效摆放体位能够促进组织变化，可以让另一位治疗师牵引腿部，而由你牵引相对侧的手臂，反之亦然。

手臂与腿部侧卧牵引

与相对侧手臂与腿部俯卧和仰卧牵引技术一样，实施手臂与腿部侧卧牵引时，既可以由一位治疗师指导客户有效摆放体位，也可以如下图所示，由一位治疗师牵引手臂，另一位治疗师牵引腿部完成。

1. 客户呈对角线侧卧在治疗台上，上面的腿伸直，稍微靠后至治疗台边缘。
2. 治疗师站在治疗台的顶部或底部，靠近客户接受治疗的肢体。如果与另一位治疗师合作，则另一位治疗师应该站在治疗台的相对一侧。
3. 在客户腰部下方放置一个小型枕头或卷起的毛巾，以保持腰椎处于中立位。
4. 如果客户能够将上面的手臂置于头顶（或者尽可能地置于前方），就可以最大限度地拉伸身体一侧的组织。
5. 将客户的手臂或腿部向上抬离治疗台（体位为肩部弯曲，髋部稍微扩展），并牵引至出现终末感和组织屏障。
6. 等待身体出现柔顺和拉伸的感觉。当这种情况发生时，略过软化的组织，移至下一个组织屏障处，逐一放松这些部位，使之软化。
7. 与客户交谈，了解治疗时的效果与反应。
8. 轻轻更换肢体，移动至治疗台的另一端，并且轻轻牵引同侧肢体的组织屏障处，等待下一处屏障得到软化和拉伸。
9. 记住，不要强制越过任何方向的痛点或滑过皮肤。务必保持实施该技术 3 ～ 5 分钟，以获得最佳效果。
10. 完成此项技术后，将客户的手臂与腿部放回中立位。

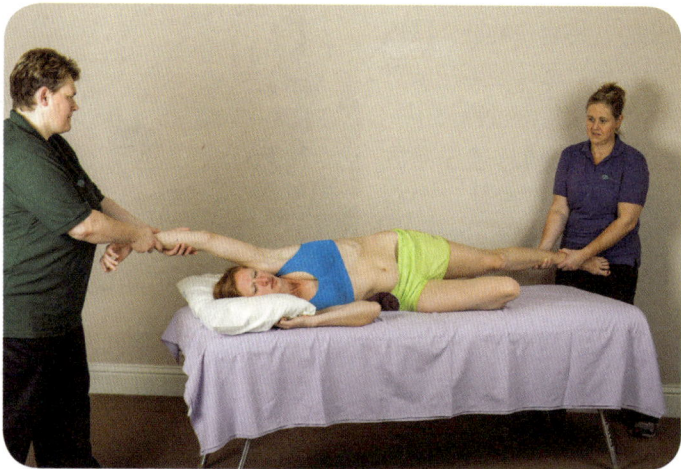

治疗经验

　　虽然手臂与腿部侧卧牵引技术用于治疗常见的背部与髋部或骨盆问题具有不错的疗效，但是在指导有椎间盘问题或神经疼痛问题的客户摆放体位时应该格外小心。如果客户开始感觉到神经疼痛，应该立即停用该技术，改用俯卧体位技术。

提示
- 手臂和腿部牵引技术可以在任何地方实施，如果技术涉及肢体完整环行动作，则需要5～10分钟来完成。确保检查你的人体力学结构，避免执行技术时感到疲惫。
- 有些客户的腿太重，其腿部无法在俯卧或仰卧位得到充分牵引。如果需要，你可以在执行该技术时将自己的腿置于治疗台上。

小　结

　　纵向轴放松技术是一项非常优秀的技术，也是一种非常优秀的评估工具。该技术可以与第 6 章中描述的交叉手放松技术结合使用。在仰卧位牵引右臂，接着在俯卧位牵引右臂，这是一个非常有趣的实验，能够向你展现牵拉和拖拽线如何以不同方式影响不同的结构。

　　牵引手臂与腿部能够为你寻找受限处提供有价值的信息，提升治疗师和客户两者的动觉意识。牵引手臂与腿部还能够帮助你感受整个牵引作用力线的结构，并关注终末感或组织滑动终止处。组织受阻的地方就是隐藏着功能障碍的受限处。继续在受阻区域实施 MFR 技术，然后实施一个纵向轴放松技术来完成整个过程。

简答题

　　1. 客户可以采用什么体位接受手臂与腿部牵引？

　　2. 在侧卧姿势下，对客户实施纵向轴放松技术时，要在客户侧腰区域放置什么东西？

　　3. 在牵引手臂的同时握住客户手腕，应避免什么？

　　4. 手臂牵引技术中使用的三种动作平面或方向是什么？

　　5. 在为患有肩周炎的客户提供手臂牵引治疗时，能够执行手臂完整环行动作吗？

第 8 章　按压放松

　　按压放松本身就是一种技术。当你使用交叉手放松或纵向轴放松技术仍无法缓解客户的不适和软化组织受限处时，可以实施该技术。

　　受限处会使组织粘连，拉扯相邻结构导致相邻组织不对齐，并将张力施加于牵引作用力线上的疼痛或敏感区域。如果我们使用 MFR 技术治疗这些受限处，可以放松组织，使之得到松解和拉伸。然而，有时组织会因慢性功能障碍、习惯性固定模式和情绪创伤而变得异常紧绷，未做好软化的准备。此时使用按压技术最能体现其价值。由于筋膜是三维组织，所以可以通过等待组织在任何一个方向软化柔顺来促进组织变化（其中包括按压）。当你实施按压放松技术后，组织在三维层面都会得到软化，接着再使用交叉手放松或纵向轴放松技术延长组织。

　　与所有 MFR 技术一样，按压放松技术是在皮肤紧密接触的情况下，施于组织屏障或有终末感处。你可以按压或牵引组织屏障处，但不要滑动或滑过皮肤。不要强力压迫组织，每种技术应该持续实施 5 分钟或以上。

提示　你是否曾经试图从抽屉柜中拉出某个抽屉，发现卡住不动了？如果你将抽屉推回，然后再将其拉出，抽屉会更容易被拉出。这就是按压放松技术的概念：按压组织再延长组织，让其恢复最佳活动范围和功能。

　　本质上来说，按压放松技术与交叉手放松技术的操作是相反的。实施这一技术时，不是双手分开，而是双手并排靠近，按压身体的组织深层屏障处。然后，不是通过分开双手来完成，而是让双手挨近组织屏障，通过感受每个方向的组织变化逐一软化每个组织屏障。

　　像交叉手放松技术一样，按压放松技术可应用在身体的任何部位。下面提供一些按压放松技术供你练习；当你了解并熟悉该技术后，便可以将其应用在身体任何部位的受限处。正如前面描述技术的章节一样，本章也会详细介绍基础技术，以便为你在随后学习其他技术时参考。

治疗经验

　　与其他技术一样，在实施这一技术时，治疗师应设定意图，与客户沟通，为应用技术做好准备。此外，不要忘记询问客户的反馈意见，并在执行技术期间和完成技术之后，检查客户身上是否出现发红和有其他反应的区域。

软组织按压技术

按压大腿前侧

1. 客户仰卧在治疗台上。
2. 治疗师站在治疗台一侧。
3. 双手并排置于客户大腿前侧。
4. 双手置于客户大腿上面，保持柔软。
5. 要求客户关注你双手所在的位置，并放松身体，感受你的双手。
6. 按压组织，寻找导致组织产生轻微阻力的深层屏障。
7. 等待双手按压后的组织变柔软（黄油融化的感觉）。接着，双手借用身体重量轻柔地按压组织，寻找下一个导致产生阻力的深层屏障。停在此处按压并等待组织发生变化，然后继续上述操作。
8. 注意组织的变化。最终你会开始感觉到双手之间的组织变得柔软，并且向内按压时有柔顺感。
9. 持续向内施压，同时松开双手之间的部位。双手靠拢寻找另外两个方向的组织阻力。持续施力并等待组织出现软化和柔顺的感觉。
10. 不要着急，不要强力压迫组织或滑动、滑过皮肤。等待 3 ～ 5 分钟或 5 分钟以上，以允许组织重构和软化。
11. 采用与交叉手放松技术相同的方式，沿着三维层面逐一放松各个屏障处，唯一不同的是使用按压而非拉伸技术。
12. 按压放松后，再对相同组织实施交叉手放松技术。

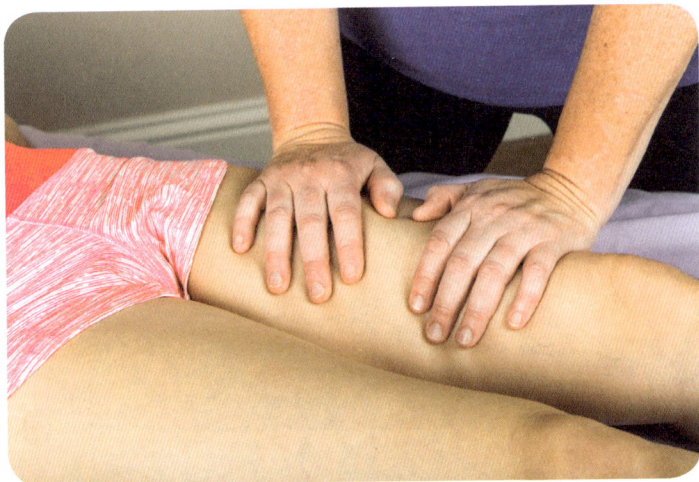

按压腰部侧面

1. 客户呈对角线侧卧在治疗台上，上面的腿伸直，使用长枕或枕头提供支撑。
2. 在客户腰部下方放置一个小枕头或卷起的毛巾，以保持腰椎位于中立位。
3. 如果客户能够将上面的手臂置于头顶（或者尽可能地置于前方），就可以最大限度地伸展身体侧面组织。
4. 治疗师站在治疗台一侧，位于客户后面。
5. 将一只手置于客户髂骨上面，皮肤紧密接触，用作抓手。
6. 无须交叉双手，将另一只手置于客户胸廓稍低部位。
7. 按压组织，寻找导致组织产生轻微阻力的深层屏障。
8. 等待双手按压后的组织变柔软。接着，双手借用身体重量轻柔地按压组织，寻找下一个导致产生阻力的深层屏障。停在此处按压并等待组织软化，然后再继续上述操作。
9. 注意组织的变化。最终你会开始感觉到双手之间的组织变得柔软，并且向内按压时有柔顺感。
10. 持续对深层屏障向内施压，同时松开双手之间的部位。双手靠拢寻找另外两个方向的组织屏障。持续施力并等待组织出现软化和柔顺的感觉。
11. 松开双手之间的部位并移至第三个方向的组织屏障，同时保持另两个维度的组织屏障放松。

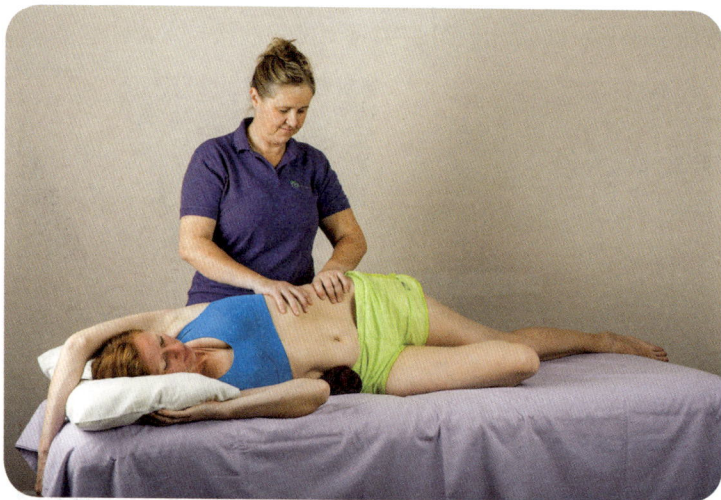

12. 不要着急，不要强力压迫组织或滑动、滑过皮肤。等待 3 ～ 5 分钟或 5 分钟以上，以允许组织重构和软化。

13. 采用与交叉手放松技术相同的方式，沿着三维层面逐一放松各个屏障处，唯一不同的是使用按压而非拉伸技术。

14. 按压放松后，再对该组织实施交叉手放松技术。将客户上面的腿移至治疗台边缘，并稍微超过治疗台的一侧。

15. 完成此技术后，将客户的手臂和腿抬回中立位。

治疗经验

　　与交叉手放松技术一样，软组织按压技术能够有效解决常见的背部问题。但是，在指导有椎间盘问题或神经问题的客户摆放体位时需要稍加注意。如果客户开始感觉到神经疼痛，应该立即停用该技术，改用俯卧体位执行该技术。

软组织按压技术

按压大腿后侧

1. 客户俯卧在治疗台上，腿部伸直。
2. 治疗师站在治疗台一侧。
3. 将一只手置于客户靠近膝关节的大腿后侧，皮肤紧密接触。
4. 将另一只手置于第一只手旁边，即客户腘绳肌所附着的坐骨结节正下方。
5. 按压组织，寻找导致组织产生轻微阻力的深层屏障。
6. 采用与交叉手放松技术相同的方式，沿着三维层面逐一放松各个屏障处，唯一不同的是使用按压而非拉伸技术。
7. 不要着急，不要强力压迫组织或滑动、滑过皮肤。等待 3～5 分钟或 5 分钟以上，以允许组织重构和软化。
8. 按压放松后，再对该组织实施交叉手放松技术。

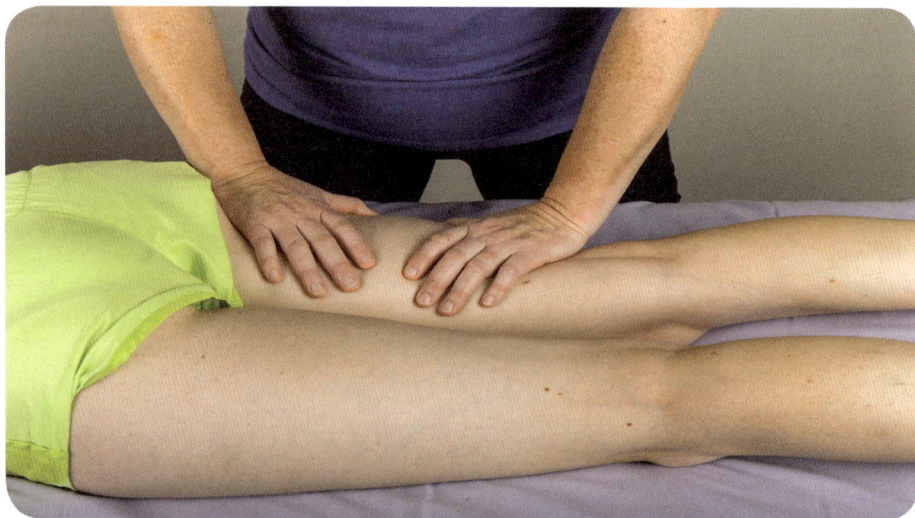

按压上背部

1. 客户俯卧在治疗台上。
2. 治疗师站在治疗台的顶部。
3. 将一只手的手掌置于客户的肩胛骨内侧缘，皮肤紧密接触。将另一只手置于客户背部另一侧的相同位置。
4. 按压组织，寻找导致组织产生轻微阻力的深层屏障。
5. 采用与交叉手放松技术相同的方式，沿着三维层面逐一放松各个屏障处，唯一不同的是使用按压而非拉伸技术。
6. 不要着急，不要强力压迫组织或滑动、滑过皮肤。等待 3 ～ 5 分钟或 5 分钟以上，以允许组织重构和软化。
7. 按压放松后，再对相同组织实施交叉手放松技术。

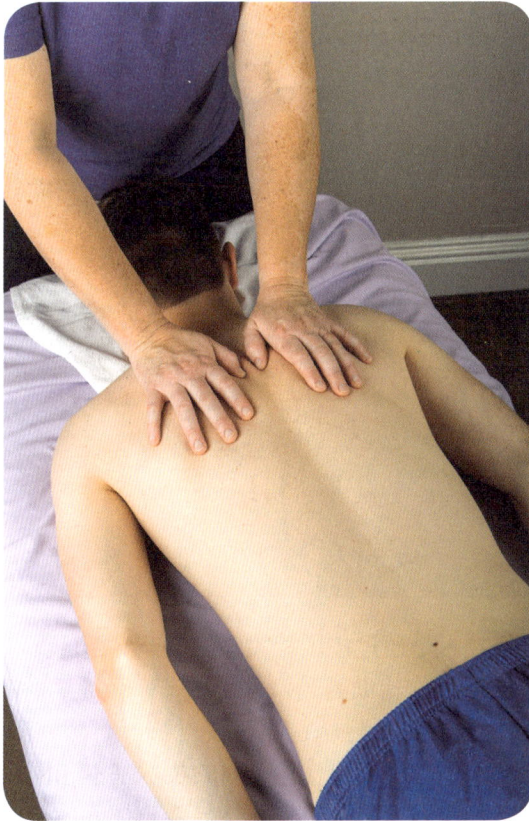

关节按压技术

按压手臂，俯卧和仰卧

1. 客户俯卧或仰卧在治疗台上，无须使用枕头。
2. 治疗师站在治疗台一侧。
3. 双手采用舒适的方式轻轻握住客户前臂；不要抓住客户手腕。将客户的手臂轻轻地抬离治疗台，使你的背部与肩部保持舒适。
4. 轻轻地从客户手腕按压至肘部、从肘部至肩膀，再从肩膀向上按压至颈部，直至出现轻微的组织阻力和终末感。
5. 在组织发生变化后，略过放松的组织，移至下一个组织屏障处，逐一软化各个组织屏障使其柔软。
6. 当组织发生显著变化后，实施第 7 章"纵向轴放松"中所述的手臂牵引技术。
7. 不要强力压迫组织或滑动、滑过皮肤。等待 3 ～ 5 分钟或 5 分钟以上，以获得最佳效果。

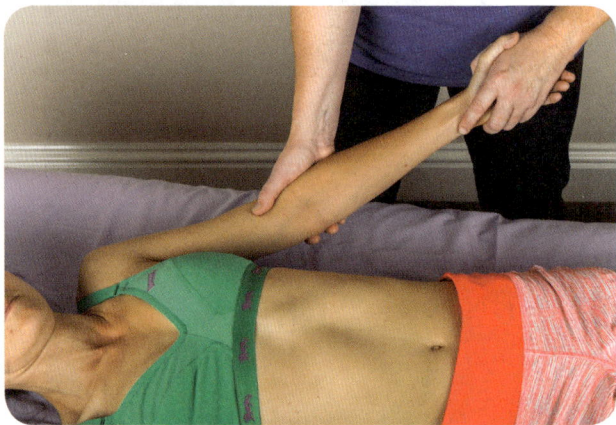

提示
- 关节按压技术是通过按压相关联的关节实施的。在客户自然摆好体位的情况下，你辅助其稍微外旋关节。但是，你也可以使用按压、外旋和外展技术来增强效果。
- 无论客户采用哪种姿势，你采用的技术基本相同。主要的差别在于身体的按压路径，你可以通过指导客户摆好体位，以便于寻找具体组织。关节按压技术也是有效的评估工具，可用于观察身体两侧筋膜张力的差异。

按压腿部（俯卧或仰卧）

1. 客户俯卧或仰卧于治疗台上，身体稍微靠近实施治疗的一侧。治疗师在治疗台底部附近为客户足部与脚踝提供治疗。

2. 治疗师站在治疗台一侧并靠近治疗台的下端。

3. 双手采用舒适的方式轻轻握住客户的小腿；将客户的腿部轻轻地抬离治疗台，使你的背部与肩部保持舒适。如果可以，使用一只手使客户的踝关节背屈。

4. 轻轻地从客户脚踝按压至膝关节，再从膝关节按压至髋关节，直至感觉到轻微的组织阻力和终末感。

5. 在组织软化后，略过放松的组织，移至下一个组织屏障处，逐一软化各个组织屏障使其柔软。

6. 不要强力压迫组织或滑动、滑过皮肤。等待 3～5 分钟或 5 分钟以上，以获得最佳效果。

7. 当组织明显软化后，实施第7章所述的腿部牵引技术。

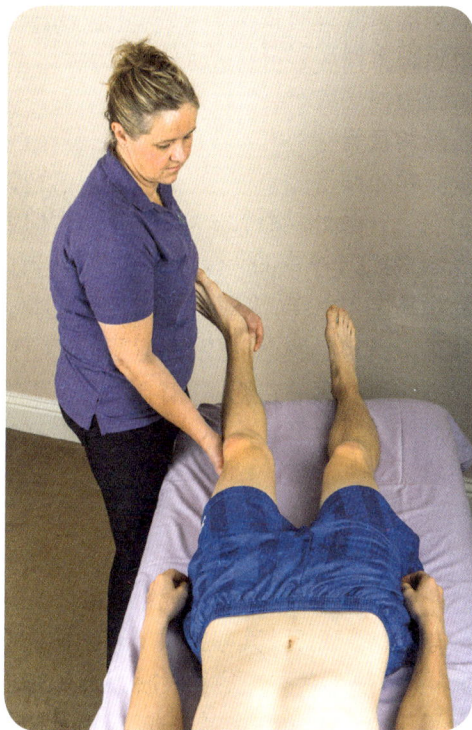

提示
- 按压技术非常有用。它不仅是评估过程中的一部分，同时还可以与其他技术相结合以增强治疗效果。
- 与纵向轴放松（手臂和腿部牵引）相同，你要确保组织得到进一步放松，达到客户感到舒适的程度；不要强制越过客户的痛点。这对于因受伤而活动范围受限的客户来说非常重要。在重复治疗几次后，相关部位的活动范围会增加，并且疼痛会减轻。
- 还有许多按压放松受限处的方法。有些可以与其他技术结合带来更好的效果，但是已超出了本书讨论的范围。应在治疗室环境中习得这些技术。

小　结

　　按压技术能够放松组织深处潜藏的那些连牵引技术也无法解决的受限处的问题。按压组织，客户身体会得到缓慢而微妙的治疗，以更加自然的方式对技术做出反应；有些客户无法忍受牵引和拉伸技术。

　　正如纵向轴放松（手臂与腿部牵引），按压关节时可以单独外展手臂或腿部。客户摆放好的体位应该允许肢体及其相关联的关节，以及身体其他部位得到按压。

简答题

1. 在实施软组织按压放松时，是否需要交叉双手？
2. 可以在身体任何地方实施软组织按压放松技术吗？
3. 是否以三维方式实施按压放松技术？
4. 客户接受四肢按压放松的两个主要体位是什么？
5. 在完成关节按压放松之后，应该实施哪些技术？

第9章 横断面放松

　　人体有四个主要的横断面：骨盆底、横膈膜、胸廓入口和颅底。这四个区域的组织与筋膜较纵向轴更加细密，因为它们对结构的支撑、平衡和完整性起到关键作用。这些横断面的密集性质和位置会因姿势、炎症和创伤而导致结构失衡，直接影响其结构的完整性。当这些区域变得紧绷和受限时，会直接影响该部位上下相关的精细结构，其中包括内脏、主要血管、淋巴和神经等。

　　在这些区域实施筋膜松解技术，特别是横断面放松技术，可以在长期内缓解胃部、泌尿生殖道、呼吸与心血管系统等的相关症状，术后粘连和瘢痕组织，以及损伤、创伤、不良姿势和炎症造成的结构失衡。客户可以采用仰卧、俯卧、坐姿和站姿接受横断面放松技术。本章介绍了骨盆底、横膈膜和胸廓入口区域的横断面放松技术（颅底区域的横断面放松技术已超出本书讨论的范围）。如同其他 MFR 技术一样，在实施横断面放松技术时，务必记住与客户沟通，并告知客户你将要进行的操作。查看发红和出现其他治疗性反应的区域，有助于为你治疗筋膜受限处提供指导。请在实施本章介绍的技术之前，完整阅读本章，以确保你了解所有的手部姿势，以及如何保持治疗的流畅性。

　　虽然关节不是真正的横断面，但它们提供了不同平面上的运动连接。因此，它们将组织整合并连接起来以支持不同运动。这也意味着它们具有横向组织，因此横断面放松技术对它们是有效的。

骨盆底放松技术

横断面放松骨盆底

1. 客户仰卧在治疗台上。
2. 治疗师坐在治疗台一侧。
3. 要求客户弯曲膝关节，髋部抬离治疗台。一只手置于客户骶骨下面，皮肤紧密接触，手掌支撑骶骨，指尖指向身体对侧。确保支撑骶骨的这只手的拇指朝向客户头部。
4. 如果可以，将另一只手置于客户耻骨弓区域，皮肤紧密接触。你可以让客户将自己的手置于耻骨弓区域，再将自己的手置于客户的手之上，确保拇指朝向客户头部。
5. 置于客户骶骨下面的那一只手保持柔软和放松，支撑客户。
6. 让客户关注于你双手之间的身体部位，使之变得柔软和放松。
7. 等待组织出现柔顺感，上面的手轻轻地按压组织的深层障碍。跟随每次组织变化的感觉，不要滑动或滑过皮肤。
8. 与客户交谈，了解关于治疗的效果与反应。
9. 当组织变得柔顺并软化时，注意手部下方组织的运动，等待组织在各个方向上逐渐舒展。
10. 实施该技术 5 分钟或以上，不向各个方向压迫组织。

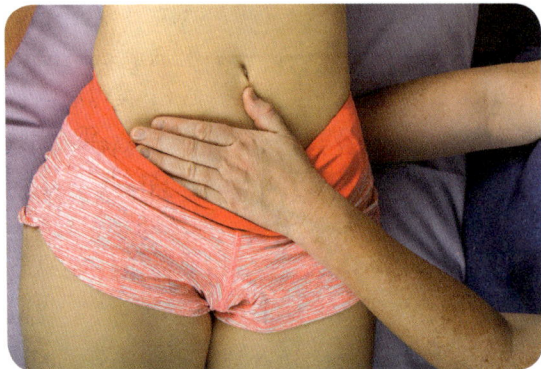

治疗经验

在治疗开始前，向客户描述实施该技术的手部位置，征求客户许可后方可对骨盆底实施横断面技术。

横膈膜技术

横断面放松横膈膜

1. 客户仰卧在治疗台上。
2. 治疗师坐在治疗台一侧。
3. 要求客户弯曲膝关节，髋部和腰部抬离治疗台。
4. 将一只手置于客户脊柱胸腰段（T12 与 L5 交界处），皮肤紧密接触，指尖朝向对侧。
5. 将另一只手置于客户胸骨末端的剑突尖，皮肤紧密接触，使手部一部分位于胸廓，另一部分位于软组织。
6. 置于客户身体下面的手保持柔软与放松，支撑客户。
7. 让客户关注于你双手之间的身体部位，使之变得柔软和放松。
8. 等待组织出现柔顺感，上面的手轻轻地按压组织的深层屏障。跟随每次组织变化的感觉，不要滑动或滑过皮肤。
9. 与客户交谈，了解关于治疗的效果与反应。
10. 当组织变得柔顺并软化时，注意手部下方组织的变化，等待组织在各个方向上逐渐舒展。
11. 实施该技术 5 分钟或以上，不向各个方向压迫组织。

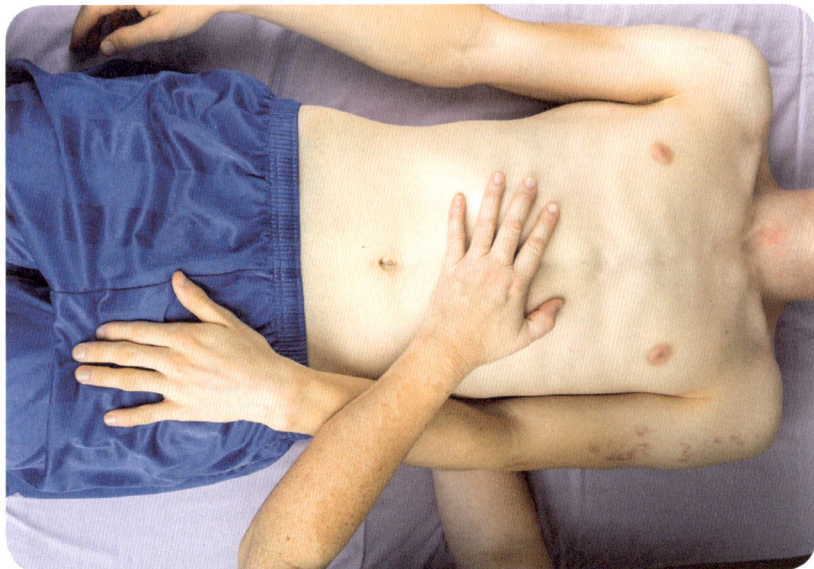

胸廓入口技术

横断面放松胸廓入口（仰卧）

1. 客户仰卧在治疗台上。
2. 治疗师坐在治疗台一侧或角落。
3. 要求客户将上身抬离治疗台，以便你可以将一只手的手掌平放于其 T3 或 T4 的肩胛骨之间，皮肤紧密接触。确保置于客户身体下方的手保持柔软与放松，以支撑客户。
4. 将另一只手直接置于客户锁骨下方的区域，皮肤紧密接触，确保手指与拇指远离客户喉咙。
5. 让客户专注于你双手之间的身体部位，使之变得柔软和放松。
6. 等待组织出现柔顺感，上面的手轻轻地按压组织的深层屏障。跟随每次组织变化的感觉，不要滑动或滑过皮肤。
7. 与客户交谈，了解关于治疗的效果与反应。
8. 组织变得柔顺并软化时，注意手部下方组织的变化，等待组织在各个方向上逐渐舒展。
9. 实施该技术 5 分钟或以上，不向各个方向压迫组织。
10. 在实施这项技术时，客户可以将手放在胸部，治疗师将手放在客户手的上方。

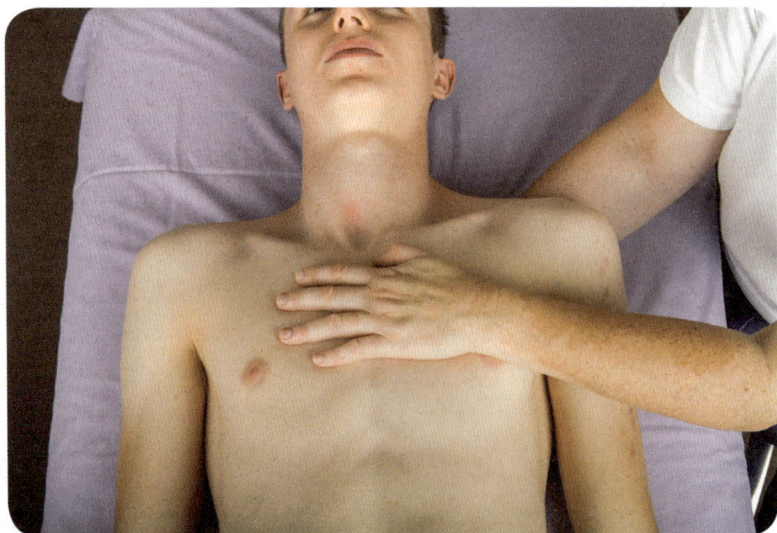

横断面放松胸廓入口（坐姿）

1. 客户背部靠在椅子上坐着，不要懒散。

2. 治疗师站在或坐在椅子一侧。

3. 将一只手置于客户锁骨下方，皮肤紧密接触，确保你的手指远离客户的喉咙，手指指向远离自己的方向。

4. 将另一只手置于另一只手后面，即客户上背部区域，皮肤紧密接触。

5. 让客户关注于你双手之间的身体部位，使之变得柔软和放松。

6. 等待组织出现柔顺感，上面的手轻轻地按压组织的深层屏障。跟随每次组织变化的感觉。

7. 双手持续向内施力，朝向客户髋部位置施力，等待这些部位变得放松，不要滑动或滑过皮肤。

8. 与客户交谈，了解关于治疗的效果与反应。

9. 组织变得柔顺并软化时，注意手部下方组织的变化，等待组织在各个方向上逐渐舒展。

10. 实施该技术 5 分钟或以上，不向各个方向压迫组织。

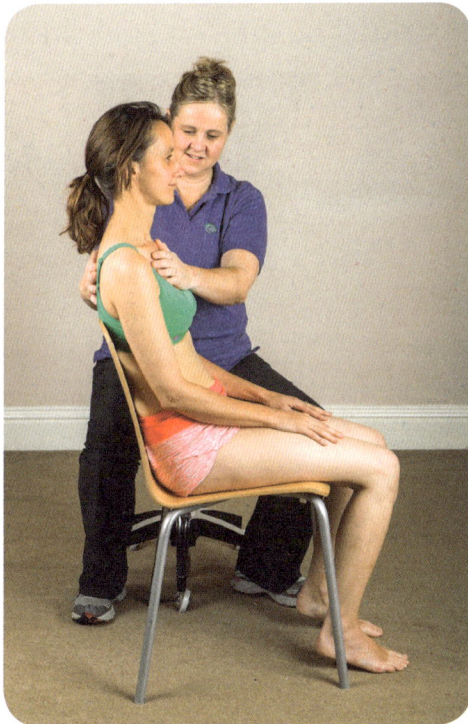

关节横断面技术

横断面放松关节

1. 客户俯卧或仰卧在治疗台上。
2. 治疗师坐在治疗台一侧。
3. 将一只手置于客户膝关节下面，皮肤紧密接触，手放在治疗台上面以支撑客户的关节。
4. 将另一只手置于这只手的正上方，皮肤紧密接触。
5. 置于客户膝关节下面的手保持柔软与放松，支撑客户。
6. 让客户专注于你双手之间的身体部位，使之变得柔软和放松。
7. 等待组织出现柔顺感，上面的手轻轻地按压组织的深层屏障。跟随每次组织变化的感觉，不要滑动或滑过皮肤。
8. 与客户交谈，了解关于治疗的效果与反应。
9. 组织变得柔顺并软化时，注意手部下方组织的变化，等待组织在各个方向上逐渐舒展。
10. 实施该技术 5 分钟或以上，不向各个方向压迫组织。

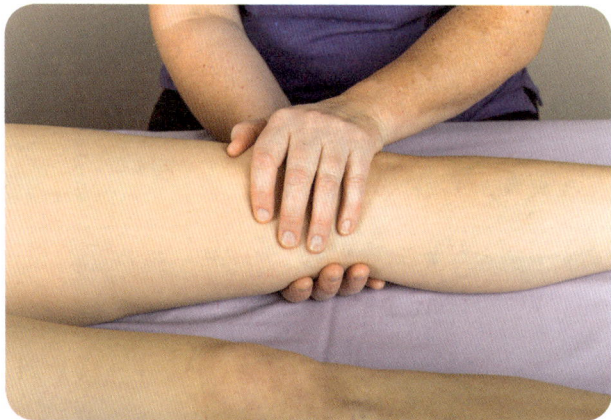

提示
- 你可以使用双手或手指对客户身体的任何一个关节实施该技术。当执行横断面放松技术时，请确保置于客户身体下面的手保持柔软和放松，使你能够专注于感受客户身体的状态。
- 如果客户对于在皮肤直接接触的情况下实施骨盆底横断面放松感到不适应，你可以选择隔着内衣或床单实施该技术。你可以隔着布料为组织提供适当放松；然而，皮肤直接接触能够达到更好的效果。

小　结

　　与其他 MFR 技术一样，采用不同体位（坐姿、俯卧或仰卧）实施横断面放松技术会带来不同的效果。有些技术，特别是横断面放松胸廓入口，对于无法躺在治疗台上和坐轮椅的客户来说是一个福音。在为采用坐姿的客户实施横断面技术时，实施按压之后，接着松开较低位置，移至客户骨盆。

简答题

　　1. 在实施横断面放松技术期间或之后，是否有必要检查客户身体出现发红区域（血管舒张反应）?

　　2. 人体中四大主要横断面是什么?

　　3. 在实施横断面放松骨盆底技术时，需要解决什么特殊问题?

　　4. 实施横断面放松技术是否可以采用任何体位，而非躺在治疗台上?

　　5. 为了获得最佳效果，实施横断面放松技术时至少要保持多长时间?

第 10 章   瘢痕组织与粘连的处理

手术或皮肤切口损伤，以及过度使用、误用或滥用身体组织，往往会导致身体功能障碍和疼痛，其原因是人体三维筋膜网络受到限制和粘连，MFR技术可用于缓解和治疗这一症状。MFR可用于治疗全身功能障碍和疼痛，也同样适用于治疗瘢痕组织和粘连。

手术治疗会产生大量的瘢痕组织和粘连，这种切口损伤或手术而导致的不可见的全身限制和粘连，也是造成持续的全身功能障碍的重要因素。多年以后，由于代偿模式和筋膜粘连，旧的髋关节损伤可能会导致脚踝或肩部受限和出现功能障碍。

各种损伤造成的瘢痕组织和粘连会蔓延到整个人体中，粘在对疼痛敏感的人体结构上，导致组织粘连在一起。通常，神经会在粘连部位生长，陷入粘连部位的相互牵拉中，令人产生疼痛。

图10.1中显示了瘢痕组织与周围组织的不同之处。瘢痕组织处的皮肤没有毛囊，由于血流供应少，比正常皮肤要苍白得多。

这种黏附在一起的皮肤会进一步产生粘连，加剧人体功能障碍，令人患上多种疾病。

瘢痕组织不仅会对身体造成生理影响，还会给人的情绪带来影响。由于疼痛持续，人们会产生紧张、压力、不适和心烦等各种问题。即便是最小的瘢痕、洞眼、注射部位或切口，也可能会对腹部器官、神经和血管等造成破坏，从而产生许多我们在治疗室内常见的症状。

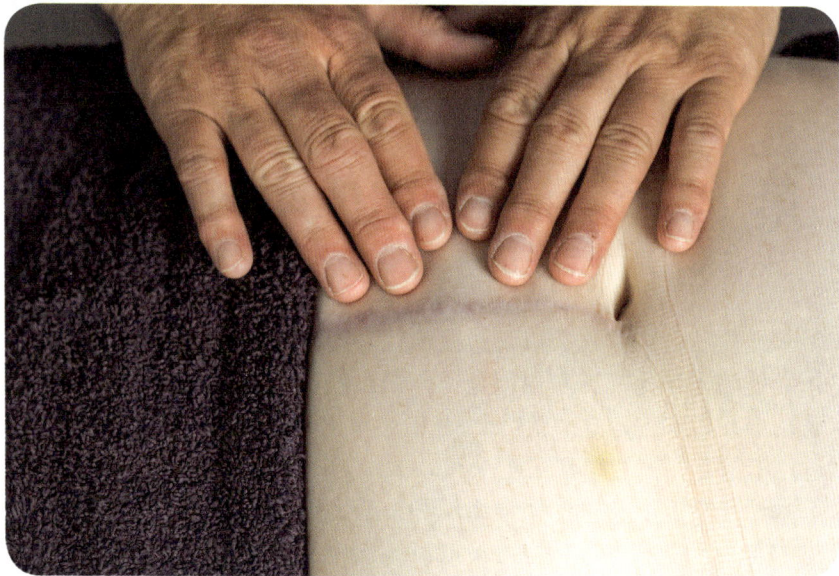

图10.1　一处常见的瘢痕

　　所有 MFR 技术都能安全地用于治疗瘢痕组织和粘连。不过，你应在客户完成手术或受伤至少 6 周之后再对瘢痕部位实施特定的技术。这不仅可以减少该部位已产生的瘢痕组织，而且还能帮助客户冷静下来。手术前也适合使用 MFR 技术。

　　许多技术都适用于治疗瘢痕组织与粘连。交叉手放松技术是十分有用的一种技术，可直接施用于瘢痕组织上方、下方和整个瘢痕部位。横断面放松技术对于治疗压痛点区域和密集受限处非常有帮助，采用依托治疗师手指的特定瘢痕技术则可对瘢痕部位施加温和、持续的压力。其他瘢痕组织技术采用温和的捏提或组织松动方法，促进瘢痕在不同的层间滑动。

　　与其他 MFR 疗法一样，应借助不同的技术采用综合方法来治疗不同的瘢痕组织与粘连部位。

瘢痕组织技术

皮肤捏提法

如第 4 章所述，皮肤捏提法是一种有效的松动组织及评估皮肤和浅筋膜的方法。它也是一种治疗因手术或受伤引起的粘连，尤其是腹部粘连的好方法。

皮肤捏提法可以沿着瘢痕的任何一侧实施，也可以在多个方向上实施，但应在受伤或手术六周后再在瘢痕部位实施。

治疗师需要反复练习皮肤捏提法才能掌握正确的节奏。它可以通过两种常见方式来完成，你可以看看哪种有利于处理瘢痕组织和粘连：先移动一只手再移动另一只手，或者同时移动双手。

以下是对皮肤捏提法的回顾，其在第 4 章中已经介绍过。

1. 开始时使用双手拇指与其余四指的指腹轻轻且牢固地抓握瘢痕组织的一侧。
2. 使用拇指与食指的指腹捏提组织，一次使用一只手或者双手，向前沿着瘢痕组织一侧捏提。
3. 注意客户哪个组织卡住了或表现敏感。在这些部位，捏住组织并等待，直到你感觉到组织软化，然后再次开始滚动捏提。
4. 沿着瘢痕组织一侧，向同一个方向慢慢滚动捏提皮肤两到三次，然后再沿另一个方向滚动捏提皮肤。
5. 在瘢痕另一侧重复这个过程，然后再对瘢痕上方和下方实施上述操作。
6. 如果客户同意你触摸瘢痕，你可以一只手放在瘢痕的一侧，另一只手放在瘢痕的另一侧，同时捏提瘢痕。双手要尽可能靠近，以便你能提起整个瘢痕组织。

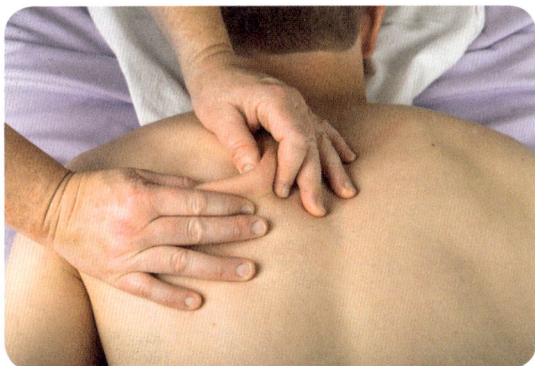

腹部皮肤捏提

皮肤捏提法适用于治疗消化道或肠道有问题的人。

1. 对客户降结肠区域实施皮肤捏提法，从胸腔下方、腹部左侧开始，向下直至骨盆部位。

2. 这样做两到三次。

3. 对客户横结肠区域实施皮肤捏提法，这一区域位于胸腔下方、腹部上方。从右到左实施皮肤捏提法，然后沿着降结肠向下捏提。

4. 这样做两到三次。

5. 对右侧骨盆上方的升结肠区域实施皮肤捏提法，然后穿过横结肠并沿着降结肠向下捏提。

6. 这样做两到三次，能够有效地治疗降结肠部位的疾病。

先治疗降结肠部位的疾病，再是横结肠，然后是升结肠，这样可以帮助结肠向身体左侧的乙状结肠和直肠蠕动。

对于较小的瘢痕和微创手术瘢痕，你可以从多个方向直接在瘢痕部位上滚动捏提皮肤。

对于烧伤瘢痕和较大的瘢痕，要慢慢地从瘢痕的外围向中间部位滚动捏提皮肤。有时，治疗较大的瘢痕时需实施多次，若客户能够触及瘢痕，要鼓励客户自己多多捏提瘢痕。

有些烧伤瘢痕很厚实，难以捏提，而有些则较薄，较容易捏提。在捏提组织之前，要花时间评估一下你可以用手指轻轻抓握多少组织，这样客户就不会感到不适。捏提某些部位的皮肤会让人感到十分痛苦，因此务必小心，要缓慢且持续地滚动捏提皮肤。

某些部位的皮肤很紧，更贴合下层组织；这在足部、肩胛骨、背部和手掌等部位非常

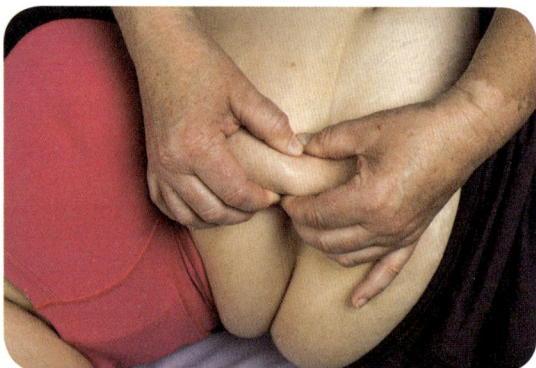

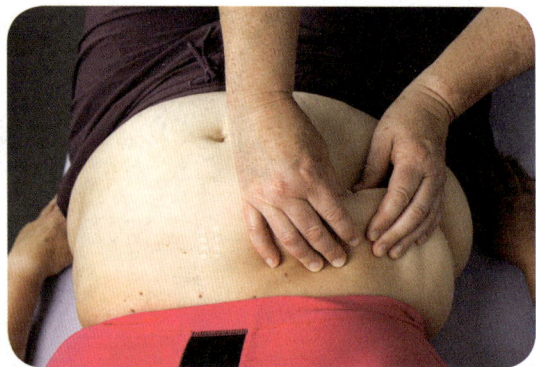

正常，对于某些人来说，腰部也是如此。因此，在某些身体部位很难实施皮肤捏提法。而对某些人来说，在腰部很容易实施皮肤捏提法。

对于治疗面部和颈部的瘢痕和缓解皮肤张力，皮肤捏提法也是一种极好的技术。这是一种增强组织运动的好方法，并且很容易被客户所接受。

局部放松技术

设想一下，如果有一个较大的受限处，将整个组织都往其方向拉，那么采用牵拉技术（例如，腿部或手臂牵引）可将该组织再次牵引至正确位置。通过局部放松技术，你可以按压组织受限处，以促进三维筋膜基质中的组织变化，然后再将组织牵引至正确位置。

局部放松技术适用于按摩任何部位，对瘢痕组织和粘连的治疗特别有用。局部放松技术的共同特点是，捏提瘢痕直至产生组织张力，或者按入瘢痕（例如，按压瘢痕组织）直至产生组织张力。

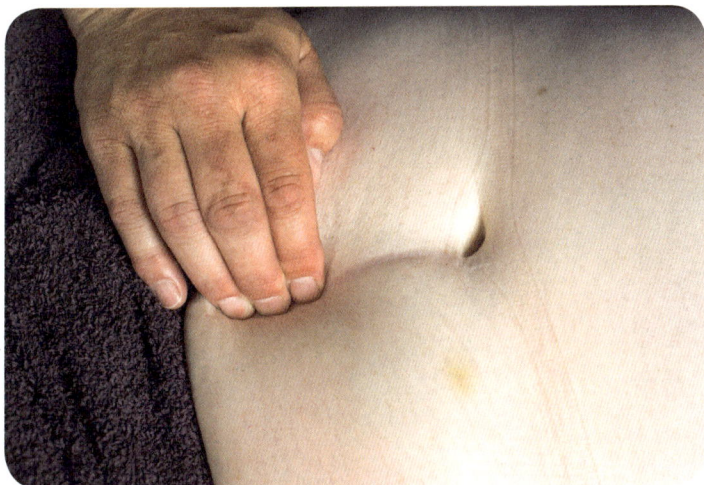

提示 局部放松技术依赖于治疗师良好的动觉意识，因为其带来的变化通常非常微妙。治疗师应花时间通过练习这些技术来感受组织异常，并沿阻力最小的路径实施这些技术。

瘢痕组织技术

捏提瘢痕

通常，实施手法治疗技术时，治疗师会使用双手按入组织。由于瘢痕通常与组织层黏合在一起，因此通过捏提瘢痕组织使这些部位分离开。

与皮肤捏提法一样，这是一种简单但非常有效的技术。它尤其适用于按摩腹部，以及作为治疗跟腱等肌腱瘢痕的松动技术。

在直接对瘢痕部位实施 MFR 技术之前，注意应确保瘢痕已形成了至少六周。

治疗一些小的瘢痕组织，往往只需一只手即可实施 MFR 技术。而治疗有些瘢痕部位时，则需要双手才能捏提起组织。

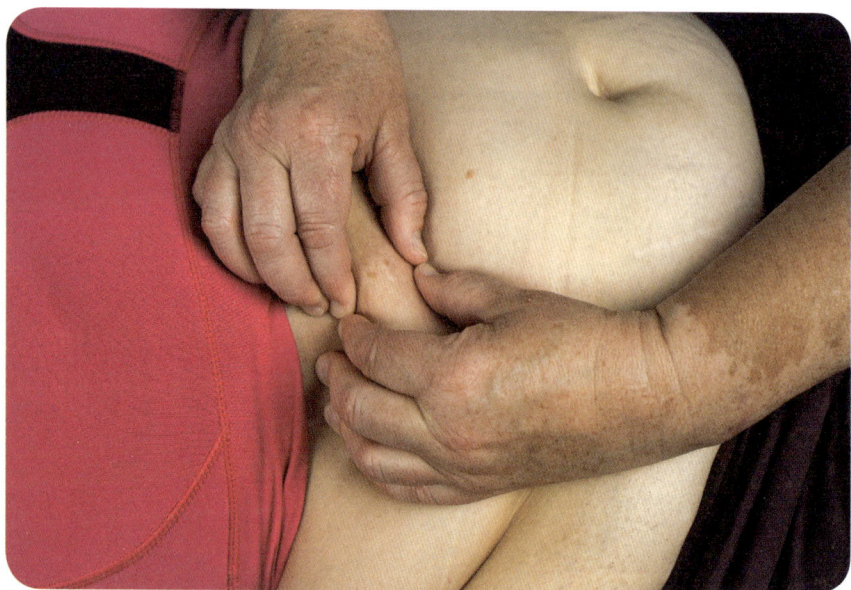

局部堆叠放松技术

洞眼和小瘢痕

1. 用一只手轻轻抓握瘢痕部位，尽可能靠近瘢痕部位。
2. 缓慢而轻柔地捏提组织，直至你感觉到组织屏障。捏提住组织并在此组织屏障处等待。
3. 你可能会感觉到这个屏障在慢慢软化。再次捏提至下一组织屏障处，同样捏提住组织并在屏障处等待。
4. 在此组织屏障处，对组织进行运动测试，从 12 点钟位置开始，接着 3 点钟，然后 6 点钟，最后是 9 点钟的位置，以感受其放松的位置。放松的位置是组织感觉最舒适的位置，并且你能感觉到组织以较小的阻力朝该位置运动。
5. 继续捏提组织至下一个组织屏障处，不要松开捏提的组织，轻轻地将组织从你身边移至 12 点钟位置。
6. 记住这种感觉，然后将组织恢复到起始位置。
7. 保持捏提组织，轻轻地将组织移至 3 点钟位置。注意组织运动的感觉，然后将其恢复到起始位置。
8. 对 6 点钟和 9 点钟位置，重复该过程。
9. 比较 4 个位置，确定组织在哪个位置的阻力最小。
10. 阻力最小的位置就是你开始实施技术的位置。
11. 捏提组织至产生组织张力，将组织移动到其放松位置，直至你感觉到组织有轻微的软化。移动附近的组织至其放松位置，直至你感觉到这道屏障得到软化。
12. 增加第二个放松位置，使其垂直于初始位置。
13. 如果第一个放松位置是 12 点钟，则留在 12 点钟，并在 3 点钟和 9 点钟的位置进行运动测试。
14. 如果第一个放松位置是 3 点钟，那么现在在第一个放松位置的 12 点钟和 6 点钟位置进行运动测试。
15. 如果第一个放松位置是 6 点钟，那么现在在第一个放松位置的 3 点钟和 9 点钟位置进行放松位置测试。
16. 如果第一个放松位置是 9 点钟，那么现在在第一个放松位置的 12 点钟和 6 点钟位置进行放松位置测试。
17. 这意味着你已捏提组织至产生组织张力，将组织移动到放松位置，然后移动到与第一个位置垂直的第二个放松位置。

18. 这种技术对治疗身体任何部位的瘢痕组织都有很好的效果，需要 3～5 分钟才能完成。
19. 与客户交谈，了解治疗时的效果与反应。

如果你发现用手很难抓握瘢痕，则可以选择另一种方式，如用一个小吸杯。玻璃杯、塑料杯、硅胶杯和橡胶杯都是不错的选择。只需将杯子放在皮肤上，产生一些吸力并将组织捏提至产生张力，就像你用手所做的那样。以与上面所述的完全相同的方式实施该技术。

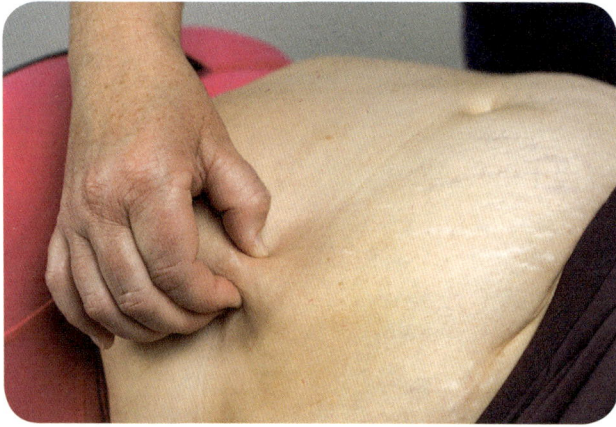

长瘢痕

可以用与治疗洞眼和小瘢痕完全相同的方式治疗长瘢痕，不过这需要使用双手。

1. 轻轻捏提组织，用小钳子或夹子沿瘢痕的长度方向夹住瘢痕，手指置于瘢痕一侧，拇指置于另一侧，尽可能靠近瘢痕部位。
2. 缓慢而轻柔地捏提组织，直至你感觉到组织屏障。捏提住组织并在屏障处等待。
3. 你可能会感觉到这个屏障在慢慢软化。再次捏提组织至第二个组织屏障处。捏提住组织并在此组织屏障处等待。
4. 在此组织屏障处对组织进行运动测试，从 12 点钟位置开始，接着 3 点钟，然后 6 点钟，最后是 9 点钟的位置，以感受其放松的位置。放松的位置是组织感觉最舒适的位置，并且你能感觉到组织以较小的阻力朝该位置运动。
5. 捏提组织至产生组织张力，先不要放下组织，轻轻地将组织从你身边移至 12 点钟位置。

6. 记住这种感觉，然后将组织恢复到起始位置。

7. 保持捏提组织，轻轻地将组织移至 3 点钟位置。注意组织运动的感觉，然后将其恢复到起始位置。

8. 对 6 点钟和 9 点钟位置，重复该过程。

9. 比较 4 个位置，确定组织在哪个位置的阻力最小。

10. 阻力最小的位置就是你开始实施技术的位置。

11. 捏提组织至产生组织张力，将组织移动到其放松位置，直至你感觉到组织有轻微的软化。然后移动附近的组织至其放松位置，直至你感觉到这道屏障得到软化。

12. 增加第二个放松位置，使其垂直于初始位置。

13. 如果第一个放松位置是 12 点钟，则留在 12 点钟，并在 3 点钟和 9 点钟的位置进行运动测试。

14. 如果第一个放松位置是 3 点钟，那么现在在第一个放松位置的 12 点钟和 6 点钟位置进行运动测试。

15. 如果第一个放松位置是 6 点钟，那么现在在第一个放松位置的 3 点钟和 9 点钟位置进行运动测试。

16. 如果第一个放松位置是 9 点钟，那么现在在第一个放松位置的 12 点钟和 6 点钟位置进行运动测试。

17. 这意味着你已捏提组织至产生组织张力，将组织移动到放松位置，然后移动到与第一个位置垂直的第二个放松位置。

18. 该技术应持续实施 3 ～ 5 分钟。

19. 与客户交谈，了解治疗时的效果与反应。

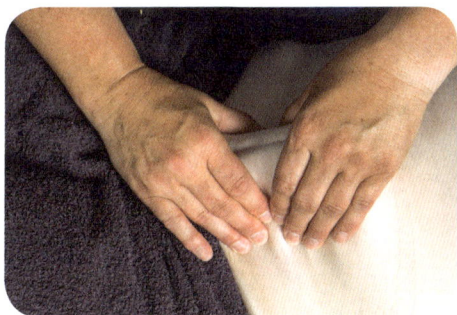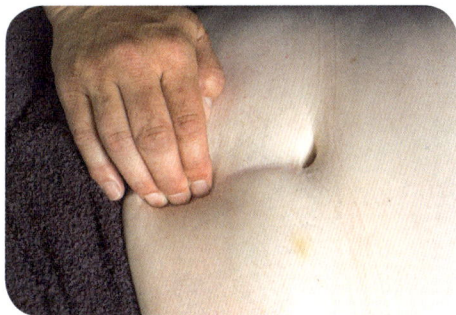

局部堆叠放松技术

胸骨按压技术

　　胸骨按压技术对于因上胸部手术（例如心脏手术）而留有瘢痕的客户特别有益。这种技术与局部放松技术略有不同的是，你最初需要在没有瘢痕限制的部位实施局部放松技术，然后逐步过渡到受限制的部位使用放松技术，并重复进行。

1. 客户仰卧在治疗台上。
2. 治疗师站在治疗台一侧。
3. 面对客户，一只手置于另一只手上面，皮肤紧密接触，放在客户胸骨中间部位。
4. 双手向内按入组织深层屏障处，并朝着客户头部方向温和施力，注意感受阻力的大小。
5. 缓慢松开双手，移至治疗台的顶部。
6. 再次将双手置于客户胸骨上面，一只手置于另一只手上面，向内按入组织深层屏障处。
7. 在持续向内施力的同时，轻柔地向客户足部方向施力，注意感受阻力的大小。
8. 确定哪里能够实现更大的移动范围。这就是开始实施局部放松技术的位置。
9. 再次将双手置于客户胸骨上面，手指朝向放松位置，向内按入组织深层屏障处。
10. 持续向内施力，同时轻柔地向放松位置施力，直到你感觉到组织软化或变得柔顺，然后缓慢地收力，朝着放松位置轻轻地按入组织。

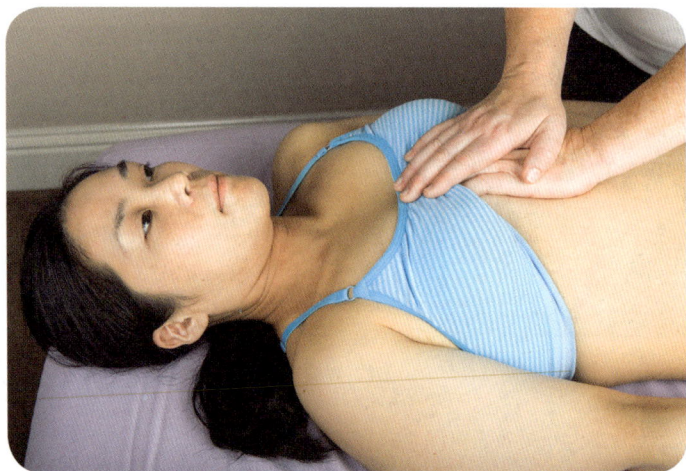

11. 记住，不要强力压迫组织屏障或滑过皮肤。

12. 缓慢收回双手。

13. 重复该技术，这次从初始受限位置开始。

14. 再次将双手置于客户胸骨上面，手指朝向初始评估时阻力最大的方向，向内按入组织深层屏障处。

15. 持续向内施力，同时轻柔地向初始受限位置施力，直到你感觉到组织软化或变得柔顺，然后缓慢地收力，朝着初始受限位置轻轻地按入组织。

16. 每个方向持续 3～5 分钟，促使组织软化。

17. 与客户交谈，了解治疗时的效果与反应。

腹部按压技术

胸骨按压技术可以用于治疗腹部的瘢痕，也可以使用治疗师的双手应用于瘢痕两侧。通常，尽管受伤或手术已达数年之久，客户仍然会感受到压痛，甚至可能由于内部粘连而产生腹胀。在腹部，你可以增加一个额外的放松位置。

1. 客户仰卧在治疗台上。

2. 治疗师站在治疗台一侧。

3. 面对客户，一只手置于另一只手上面，皮肤紧密接触，放在客户腹部瘢痕上。

4. 双手向内按入组织深层屏障处，并朝着客户头部方向温和施力，注意感受阻力的大小。

5. 缓慢松开双手，移至治疗台的顶部。

6. 将双手置于客户腹部，一只手置于另一只手上面，向内按入组织深层屏障处。

7. 在持续向内施力的同时，轻柔地向客户足部方向施力，注意感受阻力的大小。

8. 确定哪里能够实现更大的移动范围。这就是开始实施局部放松技术的位置。

9. 再次将双手置于客户腹部，手指朝向放松位置，向内按入组织深层屏障处。

10. 持续向内施力，同时轻柔地向放松位置施力，直到你感觉到组织软化或变得柔顺，然后缓慢地收力，朝着放松位置轻轻地按入组织。

11. 记住，不要强力压迫组织屏障或滑过皮肤。

12. 保持住按入的深度和第一个放松位置，缓慢地向你的右侧旋转或扭转自己的手，然后将手放回起始位置。

13. 向你的左侧旋转或扭转自己的手，并确定哪个位置的阻力最小；这就是第二个放松位置。

14. 保持在第一个放松位置，然后在其上添加第二个放松位置，轻轻地在两个组织屏障处施压。

15. 你现在已经堆叠了两个放松位置：具有向上或向下方向的深层屏障，以及扭转或旋转至右侧或左侧的深层屏障。

16. 当你感觉到组织软化或变得柔顺时，你可能会发现能旋转或扭转更多的组织至下一处屏障，或者能够移至放松位置的上方或下方。

17. 从第一个放松位置的下方或上方开始，在组织上按压 3 ～ 5 分钟后，返回并在具有最大阻力的位置再次实施该技术。换句话说，如果第一个放松位置在下方，则这次移至组织上方按压并等待它变软。

18. 通过旋转动作来测试放松位置；尽管在先前的手法中使用了受限位置，此时你仍需移至放松位置。

19. 在所有组织发生变化后，在最后两个堆叠位置处等待 3 ～ 5 分钟。

20. 缓慢松开双手。

21. 与客户交谈，了解治疗时的效果与反应。

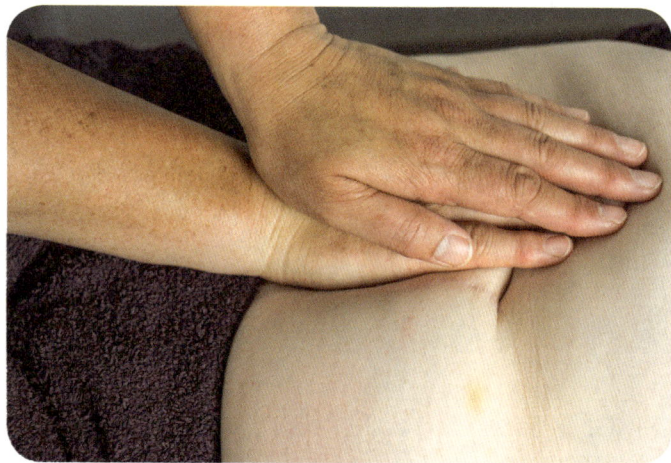

提示 采用腹部按压技术治疗腹部能够取得良好的效果，它不仅适用于腹部手术后治疗，还可用于治疗臀部和腰部疼痛。

瘢痕组织直接放松技术

治疗瘢痕时应小心，并且只能在受伤或手术至少六周后进行。有些瘢痕看起来像是陷在组织中，而有些瘢痕（比如瘢瘤）看起来像是皱的。如果你思考一下组织被牵拉的方式，会发现这就是它的放松位置。因此，局部放松技术也是适用的。

选项1

1. 观察可见瘢痕是否陷入组织，是否呈肿块状或褶皱状。
2. 采用局部放松技术时，对块状或褶皱状的瘢痕实施牵引技术，对内陷瘢痕实施按压技术。
3. 如果瘢痕陷入组织，则待组织在三维层面都发生变化后，使用手指接触组织，轻轻向内施力至组织深层屏障处。
4. 如果组织呈褶皱状或肿块状，则待组织在任一层面发生变化后，轻轻握住组织，向你的方向拖动组织。

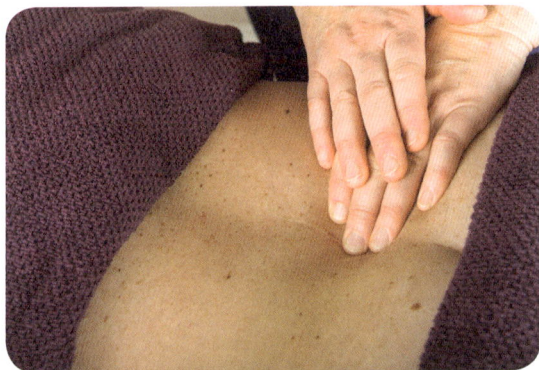

选项2

1. 沿着瘢痕进行触诊评估，并从客户那里获得有关哪个部位最为敏感的反馈。
2. 从最敏感的部位开始实施技术，按入该部位组织深层屏障处。等待组织在三维层面上都发生变化。
3. 重新评估瘢痕，并进入下一个敏感区域。按入组织，至其在任一方向上得到放松。
4. 继续实施技术，直到整个瘢痕都接受了治疗。

选项3

1. 沿着瘢痕实施触诊评估，并从客户那里获得有关哪个部位最为敏感的反馈。
2. 从最敏感的部位开始实施技术，手指按入组织并向12点钟方向施力，接着3点钟，然后6点钟，最后9点钟。从客户那里获得哪个方向最敏感的反馈。
3. 朝最敏感的方向实施技术，向内按入组织深层屏障，等待该方向的组织变化和放松。寻找下一敏感部位并重复评估过程，耐心等待组织变化。
4. 在其余方向上重复上述过程，直至不适显著缓解。
5. 使用交叉手放松技术。

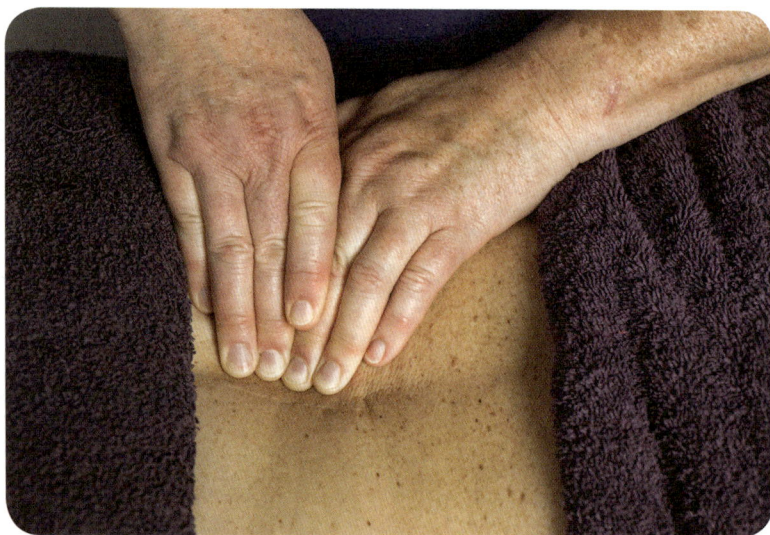

治疗经验

虽然瘢痕组织直接放松技术非常有益，但可能会令客户感到很痛，瘢痕部位会引起灼热感。在许多情况下，客户可能会产生情绪，因此，你应鼓励客户继续治疗。MFR是治疗瘢痕组织和粘连的不错疗法，能够产生极佳的效果，并缓解疼痛。

小　结

治愈因受伤或手术而留下的瘢痕对客户有益。

与实施其他 MFR 技术一样，治疗瘢痕组织应该缓慢而持续。借助 MFR 技术来治疗身体是一种整体式方法。这意味着我们治疗的是整个人，而不是某一疾病或症状。解决全身性功能障碍和疼痛包括治疗瘢痕，无论其成因如何。瘢痕会影响现有的身体创伤，有时可能是出现人体功能障碍的原因。在初次咨询期间，务必询问客户导致瘢痕形成的手术或受伤事件。

简答题

1. 在治疗瘢痕之前至少要等待几周？
2. 哪种技术是放松组织的有效方法？
3. 皮肤捏提法是否适合治疗可能因腹部手术或受伤引起的腹部粘连？
4. 实施局部放松技术时，是否会将组织按压回受限位置？
5. 哪种类型的瘢痕看起来像是皮肤起皱？

第 11 章　筋膜松动技术

筋膜松动，也称为软组织松解（STR）、固定和拉伸、直接 MFR，以及杠杆技术，在 MFR 方法中扮演着重要角色。大多数筋膜松动技术以纵向方式实施，利用关节运动来引导肌肉延长，增加主动或被动的肌肉动作。有时也会以横向方式实施这一技术，以在关节运动或不运动的情况下缓慢地分离和伸展人体组织。

直接法是筋膜松动和 STR 的另一个称呼。不过，"直接"一词并不能直观地描述这些技术。尽管从术语上看有些模棱两可，但这些技术相当有价值。

> **治疗经验**
>
> 本书中介绍的筋膜松动技术是我使用了近 20 年的技术。该技术对大多数患有相关疾病的人都有显著效果。在实施这门技术时，应时刻与客户沟通。在实践中，可以结合使用筋膜松动技术与 MFR 持续方法，这样就能为每个人都提供正确的治疗。

许多筋膜松动技术都使用一只手或肘部来固定、抓握或锁定组织，然后对组织进行拉伸，既可以是主动拉伸，也可以是被动拉伸（参见图 11.1）。从功能角度来看，在治疗方法中添加运动能够为客户带来本体感受反馈，增强运动控制以及帮助提供治疗评估。

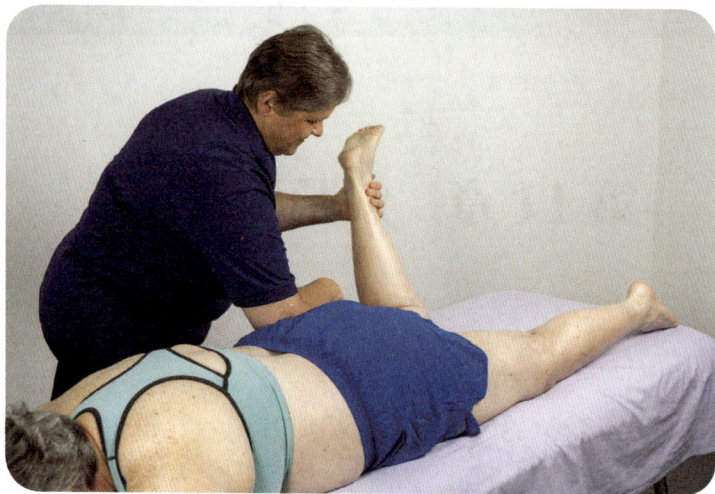

图 11.1　梨状肌筋膜松动技术

　　筋膜系统在支持和控制主动运动方面发挥着重要作用。在传统的生物力学模型中，由肌肉控制关节的运动。然而，肌肉骨骼系统的活动完全由环绕、包裹和渗透肌肉的三维筋膜系统提供支撑。筋膜通过在肌肉周围产生径向应力并将其拉得更宽，从而缩短肌肉来支持肌肉活动。

　　本章介绍了涉及多方向的技术。考虑到筋膜系统是一个全身性的三维矩阵，通过辅助肌肉功能来有效地加宽肌肉，使用这种多维度、多方向的技术将获得最佳效果。

　　在实施这些技术时不必使用按摩油或乳液，这一点与倾向于在皮肤上滑动的按摩技术是不同的。其目的是当你感觉到组织因按压而变得柔顺时，非常缓慢且持续地移过组织，增强你的动觉意识，感受皮肤下方的组织状况并进行有效治疗。当你感觉到需要通过用力推拉才能使组织运动时，则需要等待组织的阻力消失。只有当组织在你的按压下变得柔顺时，才能移至更远处的组织。这种软化所需的时长因人而异，甚至软化身体右侧和左侧组织屏障所需的时间也大不相同。这就是 MFR 组合方法的独特之处：你需要观察、感受和治疗客户的各个张力部位。

　　筋膜松动所需的按压力度远没有一些治疗师所想的那么大。不过，它比本书前面介绍的交叉手放松或横断面放松技术所用的力度要大一点。其中许多技术都从滚压开始，使用肘部侧面（而不是肘尖）、松散的拳头或手掌根部实施。使用这些技术时，你往往会借助自己的体重向前或向下按压到组织中，循序渐进地增大压力。有一点很重要，不要用你的力量推动组织，因为这可能会导致客户感到不愉快。

实施这些技术时，治疗台的高度也是一个重要因素。如果治疗台太高，你就只能利用肩膀、上臂和背部的力量，最终会让自己感到不舒服。

在不同的方向（尽量在多个方向实施）完成滚压后，你就可以使用拇指和手指实施更具体的技术。但是要注意，对于希望维持更长职业生涯的治疗师来说，经常使用手指和拇指的做法并不值得提倡。你应爱护手指和拇指，实施技术时要缓慢且持续，不要强迫自己的身体，当然更不能强迫客户的身体。

实施筋膜松动

以下是实施筋膜松动技术时常用的手臂和手的特定部位。

肘部

约三分之一的肘部，即鹰嘴以下的部位。该部位包括从鹰嘴到手腕之间的手臂内侧面上部三分之一。

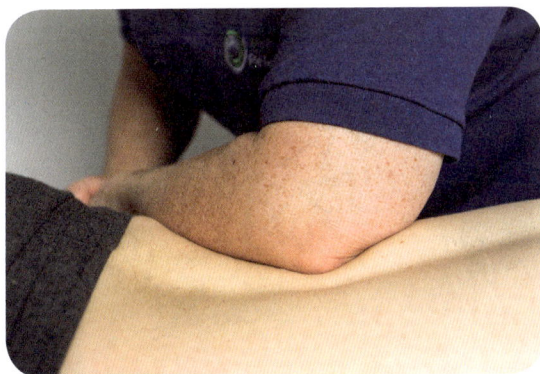

鹰嘴

也就是肘尖点。

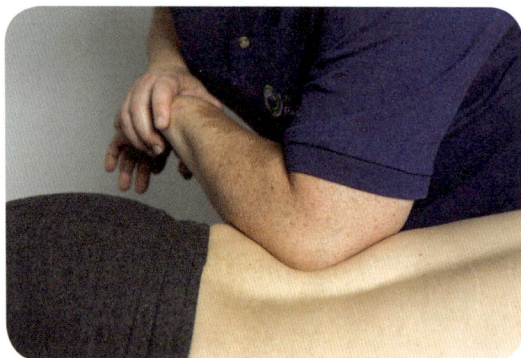

手侧

尺骨和小指一侧。

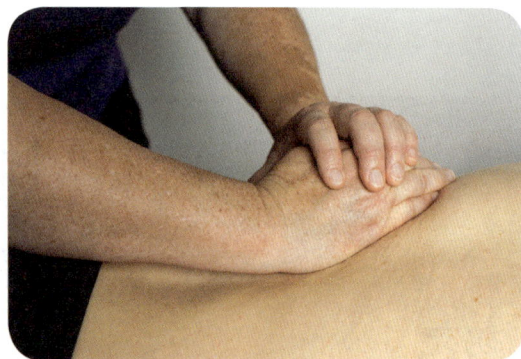

手掌根部

手腕前方的手掌部位。

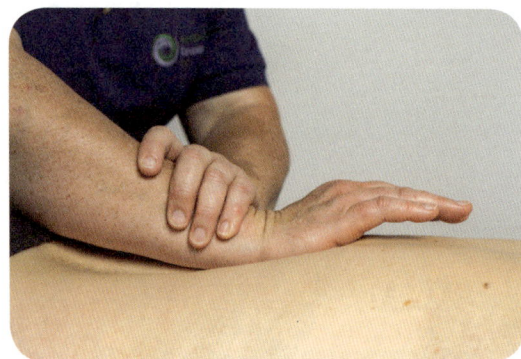

松散的拳头

　　手应始终保持放松，手指松松地攒在手掌中。避免握紧拳头，因为这会让你感觉紧张，对客户来说更是如此。与客户接触的手的部位是指背，其被称为近节指骨。

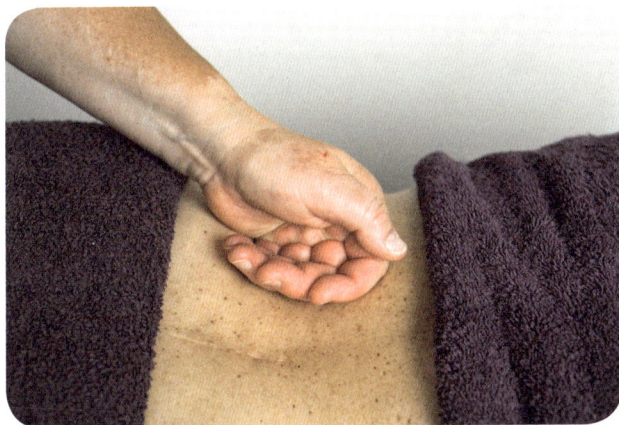

受支撑的单指节

　　任何使用指节的技术都对你的手指没有好处，并且也会让客户感到不适。但是，使用受支撑的单指节（通常是食指）可能非常有效（图a、图b）。将手指关节叠放在手腕和肘部下方，以便从肩膀借力，不能仅使用指节力量。

　　将食指卷向手掌，并用拇指和中指支撑它，就像两侧有支架保护它一样。你还可以用另一只手来支撑它（图c）。

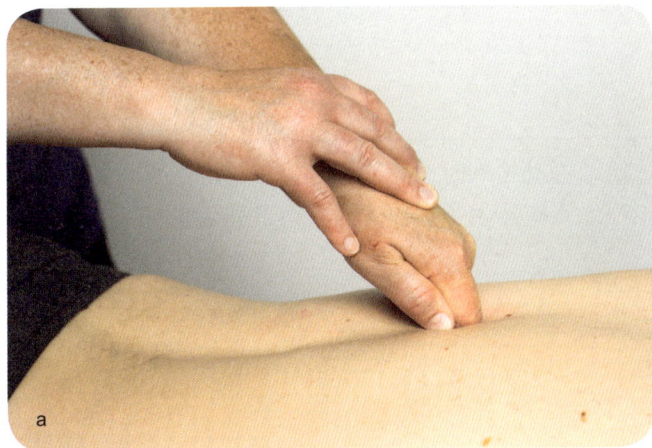

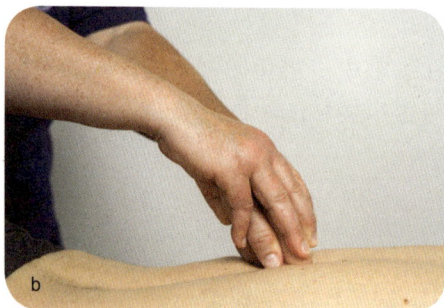

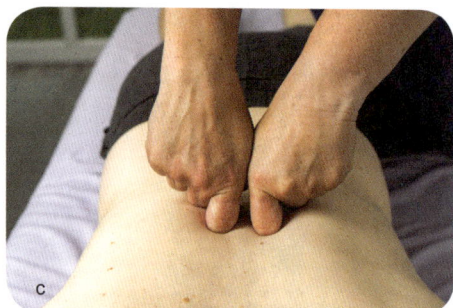

卷曲的手指

合拢或收紧手指，并在一起，使手指相互支撑。

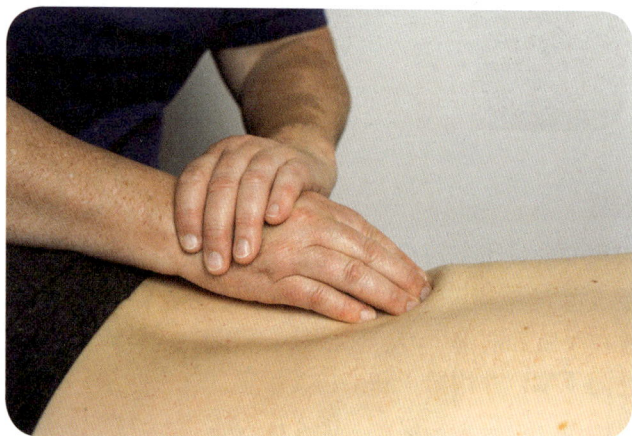

治疗经验

在实施筋膜松动技术时，你必须选择正确的工具，即手臂或手的正确部位，来正确地实施技术，这样才能获得最佳效果且不会伤害自己。

筋膜松动技术

踝部韧带

先介绍非常简单但实用的踝部技术。足部和踝部的稳定性奠定了整个身体的稳定性的基础。

踝部韧带是一条宽阔的深筋膜带，位于足部的顶部或背部。它具有高度的本体感受性，作用是固定肌肉肌腱。

1. 客户仰卧在治疗台上，踝部略微超过治疗台边缘，使足部能够进行背屈和跖屈运动。
2. 治疗师站在治疗台底部，即客户足部端。
3. 客户对要治疗的足踝行进主动背屈，使脚趾指向天花板。
4. 使用松散的拳头的近节指骨，将双手放在客户足部上方靠近踝部的韧带上。
5. 等到你觉得双手已经尽可能地勾勒出踝部轮廓时，让客户慢慢地将脚趾向前指向跖屈位置，同时你的拳头应保持在固定位置。
6. 在客户尽可能地完成跖屈后，放松双手，让客户将脚趾移动至起始位置。
7. 重复步骤 4 ～步骤 6 相同的过程两次。
8. 要求客户将脚放回起始位置并重新放置你的双手。这一次，当客户慢慢跖屈时，双手慢慢滑向客户踝部两侧。你的动作不要太大，但它会以三维方式对组织产生剪切效果。
9. 在客户尽可能地完成跖屈后，放松双手，让客户将脚趾移动至起始位置。

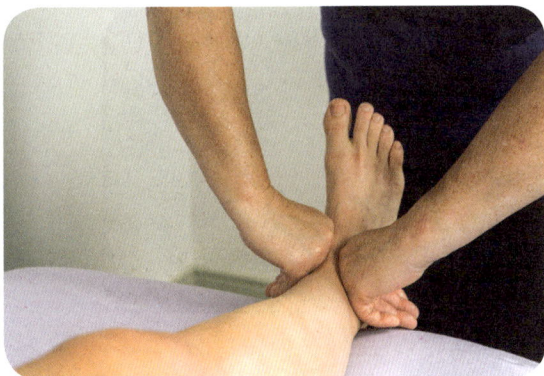

10. 重复步骤 8、步骤 9 相同的过程两次。
11. 将相同的技术应用于另一只脚。

提示　如果你的双手太大，在韧带上找不到足够空间，可以移动到客户踝部一侧，一次只用一只手缓慢地实施该技术，然后再在踝部另一侧实施该技术。

小腿

小腿技术在组织的横向面实施，或者散射式实施。

1. 客户俯卧在治疗台上，踝部置于治疗台末端外。每次治疗一条腿。
2. 治疗师站在治疗台底部。
3. 要求客户前伸脚趾，使足部和踝部呈跖屈状态。
4. 使用松散的拳头，并排放在客户小腿最粗壮的部位（腓肠肌和比目鱼肌），双手手背靠近至几乎接触。
5. 等到你觉得双手已经尽可能地勾勒出小腿的轮廓时，让客户慢慢地背屈踝部，同时你的拳头保持不动。
6. 在客户尽可能地背屈踝部后，放松拳头并要求客户将脚趾移动至起始位置。
7. 重复步骤 4 ～步骤 6 相同的过程两次。
8. 要求客户将脚放回起始位置并重新放置你的双手。这一次，当客户慢慢背屈踝部时，双手慢慢滑向客户小腿两侧。你的动作不要太大，但它会以三维方式对组织产生剪切效果。
9. 在客户尽可能地背屈踝部后，放松拳头并要求客户将脚趾移动至起始位置。
10. 重复步骤 8、步骤 9 相同的过程两次。
11. 将松散的拳头挪近客户踝部，重复上述步骤，3 次双手不动、3 次双手移动。

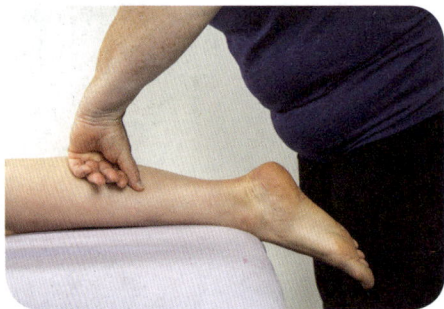

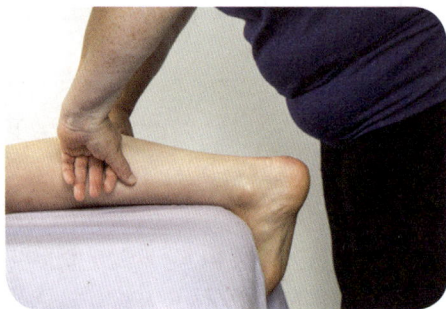

12. 如果在客户小腿靠近踝部的位置仍有之前治疗未覆盖到的部位，则在该部位再重复一次之前的治疗动作。

13. 在另一条腿上重复上述过程。

提示 如果你认为使用双手会感觉好一些，可以用手掌根部以同样的方式来实施这一技术。

腘绳肌

腘绳肌技术在组织的横向面实施，或者散射式实施。

1. 客户俯卧在治疗台上。
2. 治疗师站在治疗台的一侧，靠近客户接受治疗的腿。
3. 要求客户将接受治疗的腿的膝关节弯曲呈 90 度，脚朝向天花板。
4. 可能还需要让客户将另一条腿轻微外展，远离你正在治疗的腿，以便你的双手有施展空间。
5. 将双手的手掌根部并排放在客户的腘绳肌、坐骨结节的正下方，双手的手掌根部尽量靠近至几乎接触。
6. 等到你觉得双手已经尽可能地勾勒出腿部的轮廓时，让客户慢慢伸展膝关节，将腿放在治疗台上，同时你的双手保持不动。
7. 在客户尽可能地伸展腿部后，放松你的双手并要求客户将腿放回起始位置。
8. 重复步骤 5 ~ 步骤 7 相同的过程两次。
9. 要求客户将腿放回起始位置并重新放置你的双手。这一次，当客户慢慢伸展腿部时，双手慢慢滑向客户腿部两侧。你的动作不要太大，但它会以三维方式对组织产生剪切效果。
10. 在客户尽可能地伸展腿部后，放松你的双手并要求客户将腿放回起始位置。
11. 重复步骤 9、步骤 10 相同的过程两次。
12. 双手移动至靠近客户膝关节，重复上述步骤，3 次双手不动，3 次双手移动。
13. 如果在客户腿部靠近膝关节的位置仍有之前治疗未覆盖到的部位，则在该部位再重复一次之前的治疗动作。

你也可以用松散的拳头代替手掌根部来实施这一技术。

治疗经验

　　治疗腘绳肌对每个人都有好处。我们不会意识到腘绳肌储存了多大的张力。将筋膜松动技术与大腿后侧的交叉手放松技术相结合，可以获得最佳效果。

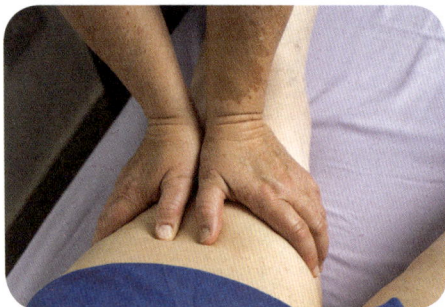

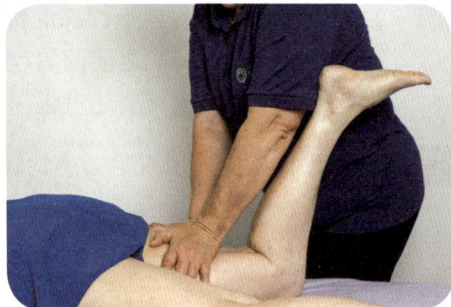

提示　有些人的腿上长有体毛，因此，你要注意缓慢地实施这些技术，不要拉扯体毛。如果客户觉得这是一件痛苦的事，你可能需要施加大一点的压力。虽然实施这些技术时所用力度比交叉手放松和横断面放松更大，但它们不会对组织施压或推动组织。你需要学会等待、借力和滑动。此外，通过毛巾、床单或衣服工作可能会让客户更容易接受，但双手的操作将会非常困难，并且你会失去对双手感知的动觉意识。尽量直接在客户的皮肤上进行治疗。

股四头肌

股四头肌技术可以在组织上横向、散射或纵向实施。

1. 客户坐在椅子或治疗台上，双手放在椅子或治疗台上。
2. 治疗师站在要治疗的那条腿一侧。
3. 让客户伸直腿部。
4. 将松散的拳头并排放在客户膝关节的正上方。
5. 等到你觉得双手已经尽可能地勾勒出腿部的轮廓时，让客户慢慢地弯曲膝关节，同时你的双手保持不动。
6. 在客户尽可能地弯曲膝关节后，放松你的拳头并要求客户将腿放回起始位置。

7. 重复步骤 4～步骤 6 相同的过程两次。

8. 要求客户将腿放回起始位置并重新放置你的双手。这一次，当客户慢慢弯曲膝关节时，双手慢慢滑向客户腿部两侧，要注意内收肌和髂胫束的脆弱部位；动作不要太大，但它会以三维方式对组织产生剪切效果。

9. 在客户尽可能地伸展腿部后，放松你的双手并要求客户将腿放回起始位置。

10. 重复步骤 8、步骤 9 相同的过程两次。

11. 移动双手至接近客户身体，重复上述步骤，3 次双手不动，3 次双手移动。

12. 如果在靠近客户身体的位置仍有之前治疗未覆盖到的部位，则在该部位再重复做第三次甚至第四次上述动作。

13. 在客户腿上实施 3～4 次上述技术后，要求客户将腿放回到起始位置。

14. 这一次将肘部一侧，即前臂的约三分之一处，放在客户膝关节的上方，手指朝着远离客户的方向。

15. 等到你觉得你的手臂一侧已经尽可能地勾勒出腿部的轮廓时，让客户慢慢弯曲膝关节，同时慢慢地将手臂向上滑向客户的身体，速度与客户膝关节弯曲的速度相匹配，手臂缓慢而持续地向上移至客户腿上。

16. 指导客户缓慢地弯曲膝关节便于你更好地实施技术，疼痛程度应在客户的容忍范围之内，所以应该为客户指明方向，告诉他们应该使用的合理速度。

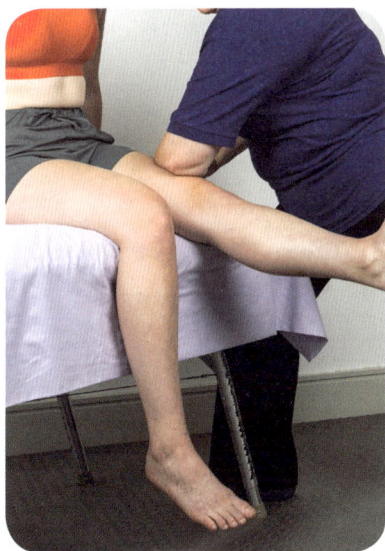

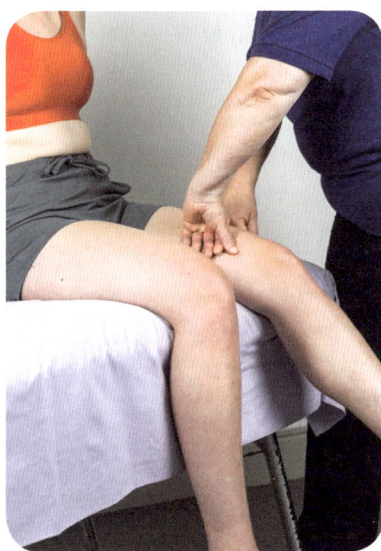

17. 在客户尽可能地弯曲膝关节后，放松你的拳头并要求客户将腿放回起始位置。
18. 重复步骤 14 ～步骤 17 相同的过程两次。
19. 在另一条腿上重复此过程。

提示　与腘绳肌技术一样，一些客户的大腿上有体毛，因此要慢慢地按入组织，以免拉扯客户的体毛。

治疗经验

　　我们通常为喜欢运动的客户治疗腿部。但是，由于腿部的筋膜室连通到足部，因此治疗腿部可以使任何患有足部疾病（如足底筋膜炎）的人受益。慢慢来，不要急，在腿部的两侧完成纵向牵拉。

坐姿颈肩外侧松动

　　坐姿颈肩外侧松动是我最喜欢的一项技术，也是我在按摩学校的 MFR 培训中自学的。很多学生都乐于接受这项技术，客户也能从中受益。

1. 客户应在挺直背部的情况下坐着，不要懒散。如有必要，在客户背部垫一个枕头。
2. 治疗师站在客户一侧，略微靠后。
3. 如果你站在客户右侧，将右手放在客户肩关节的边缘，食指放在锁骨上，拇指放在肩胛冈位置。如果你站在客户左侧，请改用左手。这是你的支撑手，它也保护着骨骼标志。
4. 用另一只手（工作手）前臂内侧面的约三分之一接触客户侧颈，手朝向远离你治疗一侧的对侧肩部。
5. 借助体重，用工作手缓慢而轻柔地向下按压，深入组织。
6. 慢慢开始旋后前臂，同时保持向下的压力。
7. 等待组织发生变化，然后缓慢扫动或拖动组织，有控制地朝着客户的肩锁（AC）关节和你的支撑手移动。
8. 你带给客户的节奏和按压会让客户感到结实有力，但通常也会让人感到非常愉悦和放松。
9. 每次筋膜拖动从起点移至肩锁关节处需要 60 ～ 90 秒，如果组织太紧，则需要更长时间。

10. 重复上述动作 3 ～ 4 次。

11. 要求客户缓慢地将头部横向弯曲至远离你正在治疗的一侧，以增加伸展度。

12. 保持按压，让客户将头部和颈部移回起始位置。

13. 你也可以保持按压，让客户旋转头部和颈部。

14. 在另一侧重复上述动作。

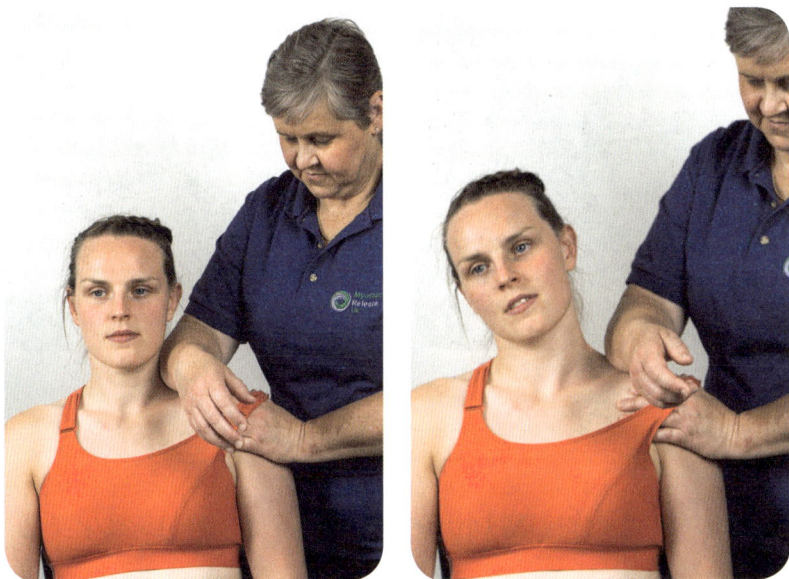

坐姿上斜方肌松动

坐姿上斜方肌松动是一种横向散射松动组织的技术。

1. 客户应在挺直背部的情况下坐着，不要懒散。如有必要，在客户背部垫一个枕头。

2. 治疗师站在客户一侧，面朝客户后面。

3. 用前臂内侧面的约三分之一接触客户侧颈，手朝向客户后面。

4. 要求客户将头部和颈部稍微伸展到舒适的位置。

5. 慢慢地按压客户的肩膀。

6. 等待组织发生变化，然后慢慢将组织往上背部拖动。

7. 当你将组织慢慢拖至上背部时，要求客户慢慢地将头部向前弯曲，让下颌尽可能靠近胸部。

8. 缓慢并在可控范围内沿着客户肩胛骨和脊柱之间的上背部向下拖动你的手臂，移动 5 ～ 6 厘米。

9. 让客户将头部抬至起始位置，然后释放压力。

10. 以略微不同的角度重复此过程 3 ～ 4 次，这样你就从客户肩膀到上背部做了一次扇形按压。注意不要推动或斜靠在客户的肩胛骨上。

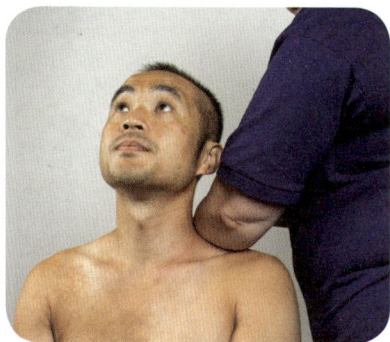

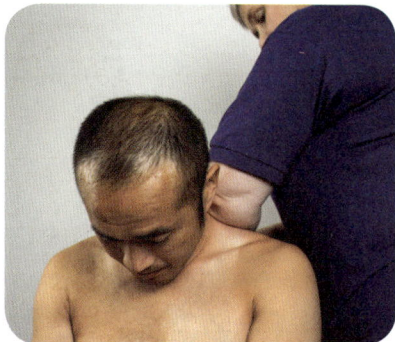

11. 在另一侧肩膀重复上述动作。

提示 在你的手臂慢慢向下拖动客户的上背部时，有些客户会非常紧张，只能移动 2～3 厘米。这个部位很敏感，有些人会抬起肩膀来抵抗你的压力。这提示你应该减小压力和放慢速度，随着组织发生变化，逐渐按入组织。

竖脊肌

竖脊肌技术采用纵向方式实施。

1. 客户坐在坚固的凳子上或平底椅子上。

2. 要求客户将手臂放在身体两侧，双脚平放在地面上，与肩同宽。膝盖应略低于臀部，这样客户在弯腰时髋部能够充分弯曲。

3. 治疗师站在客户身后，采用弓步站姿，将前臂的约三分之一放在客户脊柱（C7-T1）两侧的竖脊肌上（大致位于上斜方肌上方）。

4. 按入客户的身体，等待组织发生变化。

5. 让客户俯身将下颌放到胸前，你慢慢开始向前滚动按压，注意提示客户不要弯曲臀部，而是弯曲脊柱，露出一块块椎骨。客户应将手臂保持在身体两侧，并通过双脚向身体上方施力，以应对你的压力。

6. 慢慢地将你的手臂从客户背部往下拖动，停留在脊柱两侧的竖脊肌上。

7. 当客户身体向前弯曲时，你沿着组织的下移动作应遵循客户身体向前弯曲的速度。你可能需要根据客户的具体情况来确定移动速度。

8. 如果客户过于抗拒你的压力，你就有必要减轻推压的力度。你的压力应该是针对组织张力的一种相对坚定的感觉，注意不要过于用力。你需要在客户身体和自己的肘部之间建立一种平衡。动作不要太别扭。

9. 确保客户慢慢移动，随着你慢慢接受组织软化的松弛感，你也会慢慢向下移动。

10. 当你的肘部到达客户腰椎时要小心，因为这里的椎骨比上面的椎骨更宽。从上背部移动到下背部需要 60 ～ 90 秒。如果移动太快，疼痛程度可能会超出客户的承受范围。

11. 到达最后一块椎骨后，移开你的肘部，让客户慢慢起身，专注于每一块椎骨。

12. 用肘部或松散的拳头重复上述过程两次。

13. 以食指指节双边应用于棘突和竖脊肌之间的椎板槽，重复上述过程。注意不要在掌指关节处伸出指节，而应弯曲所有的手指关节。

14. 对于深层的受限处，可以采用上述方式使用肘部或指节进行集中放松，也可以通过脊柱的主动弯曲和伸展以及主动旋转，进一步放松。

15. 实施这项技术需要一定的时间。治疗师应该缓慢而持续地实施这一技术。

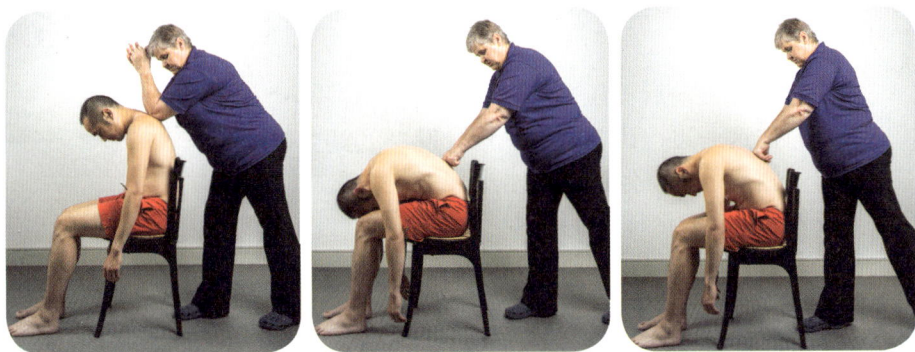

胸大肌

胸大肌技术是一种横断面放松技术。

1. 客户仰卧在治疗台上。
2. 治疗师站在与要治疗的身体一侧相对的治疗台边。
3. 双手越过客户身体，接触对侧胸大肌的外侧边缘。
4. 你可以只用一只手，也可以将一只手放在另一只手上。
5. 女性客户可以通过将手放在对侧的胸大肌上来辅助实施这项技术，然后你可将一只手放在女性客户手上。
6. 要求客户将手臂悬空，手朝向天花板。
7. 轻轻地缓慢向后按压，将组织略微拖向你这一边，让客户将手臂缓慢向一侧落下，就像肩关节水平伸展或外展一样，这将拉伸组织。
8. 一旦客户抵达尽可能远的位置，缓慢释放你的压力。

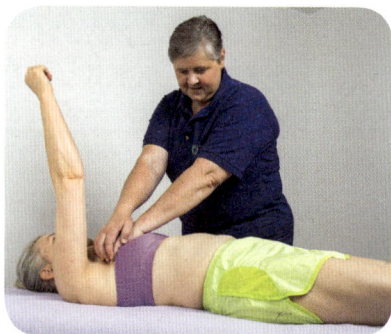
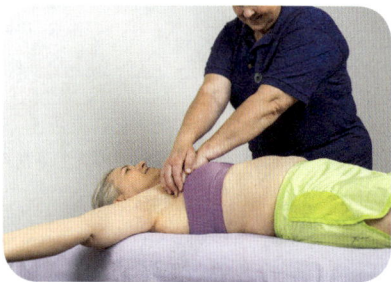
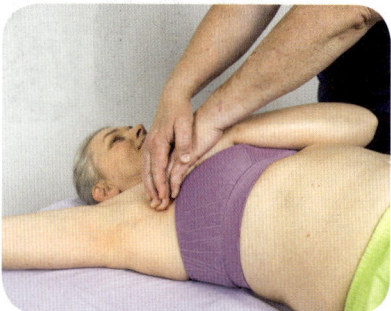

9. 让客户将手臂恢复到起始位置，然后将你的双手重新放在其胸大肌外侧边缘。

10. 慢慢地重复两次拉伸。

11. 要求客户将手臂悬空，手朝向天花板。

12. 重新放置你的双手，但这一次让客户将手臂向一侧伸出时更接近头部。

13. 以这个手臂角度重复两到三次上述治疗。

14. 在 3 ～ 4 个不同手臂角度重复实施这一技术，这将有助于组织变化和肌肉拉伸。

15. 在另一侧重复上述动作。

腰大肌和髂肌

腰大肌和髂肌技术是一种纵向轴放松和横断面放松技术。

1. 客户仰卧在治疗台上。

2. 要求客户弯曲你将要治疗的一侧的膝关节，并将其向另一条腿靠拢。

3. 触诊以找到客户的髂前上棘和同侧的髂嵴。

4. 在靠近髂前上棘的髂嵴上缓慢而轻柔地滑动手指以接触髂肌。

5. 等待组织软化或变得柔顺，然后慢慢将手指向内侧和下方移动，直至你感觉如果不强力压迫组织就无法继续向前。

6. 让客户慢慢地将膝关节移至胸前，这样你就能感觉到手指下的髂腰肌在臀部弯曲时收缩。

7. 如果你感觉不到收缩，将手指慢慢向上提起并离开组织，稍微向内侧和下方移动手指。

8. 等待组织软化，然后在你感觉髂腰肌收缩时让客户将膝关节移至胸前。

9. 你可能需要使用这种评估方法两到三次，才能找到髂腰肌。

10. 找到髂腰肌后，轻柔缓慢地向肌肉施加向后的压力，等待组织软化。

11. 让客户弯曲另一侧膝关节，双脚脚跟靠向臀部，膝关节弯曲，双脚并拢放在治疗台上。

12. 要求客户进行 5 ～ 6 次缓慢的骨盆前倾和后倾。

13. 你将感觉到客户的髂腰肌会随着这个动作收缩。在此动作中你要保持对髂腰肌的压力。

14. 让客户慢慢地将膝关节移动至你正在治疗一侧的胸部，这样你就能感觉到髂腰肌的收缩；这也有利于你确认手指是否仍处于正确的位置。如果你感觉不到髂腰肌收缩，请重新放置手指去寻找它。

15. 让客户弯曲膝关节，慢慢地将臀部抬向天花板（从治疗台上抬起几厘米）然后慢慢将臀部放回治疗台上。

16. 重复这个动作两到三次，同时你要保持对髂腰肌的压力。

17. 让客户慢慢地将膝关节移动至你正在治疗一侧的胸部，这样你就能感觉到髂腰肌的收缩；这也有利于你确认手指是否仍处于正确的位置。如果你感觉不到髂腰肌收缩，请重新放置手指去寻找它。

18. 让客户将尚未治疗的腿伸直平放在治疗台上，而正在治疗的腿保持膝关节弯曲。

19. 你的手指仍然放在髂腰肌上，告知客户你要慢慢地将这条腿牵拉到伸展位置。

20. 将另一只手放在客户脚踝上，然后非常缓慢地将客户的足部滑至治疗台上。不要往上抬腿；应引导腿部至伸展位置。

21. 这种感觉就像是用手指固定或锁住髂腰肌进行拉伸一样。

22. 等客户腿部伸直后，稍微减小对髂腰肌的压力，再次将客户的腿放回，膝关节处于弯曲状态，将足部放回治疗台上。

23. 让客户慢慢地将膝关节移动至胸部，这样你就能感觉到髂腰肌的收缩；这也有利于你确认手指是否仍处于正确的位置。如果你感觉不到髂腰肌收缩，请重新放置手指的位置去寻找它。

24. 重复伸直客户腿部的过程，然后让客户再次弯曲膝关节两次。

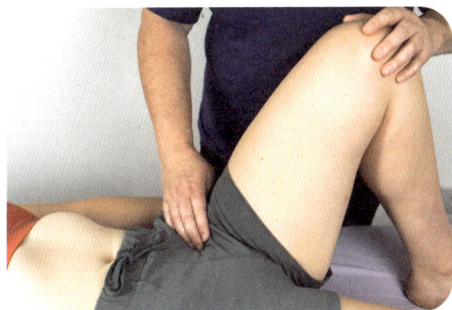

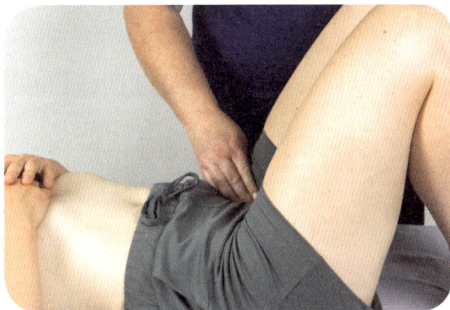

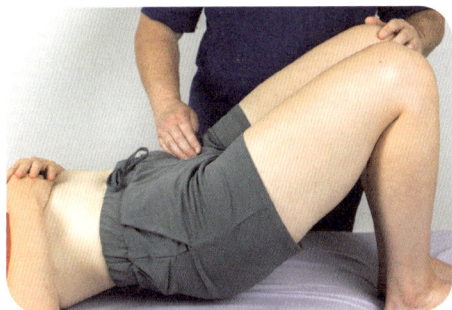

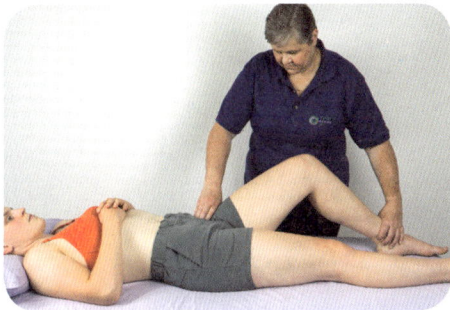

• 并非所有客户都能在一次治疗中承受该技术的各个部分。在一次治疗中可以将各个部分进行分解，不必全部连续完成。

• 对于治疗髂腰肌还存在着一些异议。一些人认为髂腰肌无法通过所覆盖的组织被准确地触诊到，而另一些人则认为该技术可能导致肠道器官受损。我在学校时学会了如何在人体脐部一带治疗髂腰肌，而大多数手法治疗学校已不再教授这一技术。我坚信熟能生巧的手可以将髂腰肌与其他组织区分开来，但我也建议在实施这项技术时要格外谨慎小心。你需要花点时间去学习技术，在客户身上实施这项技术时，动作需要轻柔、缓慢。

梨状肌

梨状肌技术是一种横断面放松和纵向轴放松技术。

1. 客户俯卧在治疗台上。
2. 触碰客户梨状肌的外侧。要找到梨状肌，应在髂前上棘和尾骨之间画一条假想线，在髂后上棘和大转子突起点之间画一条线。这两条线的交叉处就是梨状肌的肌腹。
3. 从交叉处朝大转子侧向滑动，就是梨状肌肌腹的外侧，更靠近其在大转子处的肌肉起点。
4. 使用肘部下方约三分之一、松散的拳头或手掌根部，触诊定位客户梨状肌并缓慢向前压入组织。等待组织软化或变得柔顺。
5. 让客户弯曲膝关节。
6. 在你保持按压的同时，让客户慢慢地向内和向外小范围转动靠近臀部位置的大腿，做 8 ~ 10 次。
7. 如果客户开始感到疲倦，你可以握住其脚踝并以被动方式移动他的腿部。
8. 再次让客户的腿在膝关节处弯曲，同时将其置于臀部外旋处，这将缩短梨状肌。
9. 用肘部下方约三分之一、松散的拳头或手掌根部固定或锁住梨状肌，等待组织逐渐软化。
10. 将客户的腿慢慢移动到臀部内旋处，在保持按压的情况下拉伸梨状肌。
11. 在你尽可能地将腿内旋后，略微减轻一点压力。

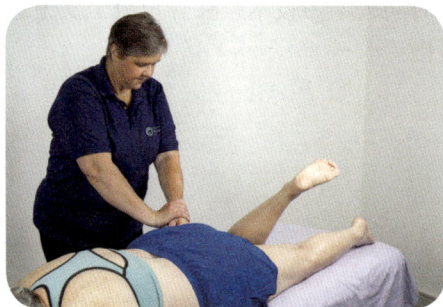

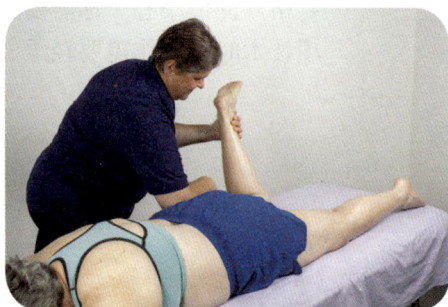

12. 将客户的腿放回外旋位置，再次对梨状肌施加压力。
13. 在保持按压的情况下，将客户的腿慢慢移回至臀部内旋处。
14. 放松按压，重复两到三次。

治疗经验

梨状肌技术是一项非常有价值的技术，因为许多客户臀部、腰部和骨盆都有症状。注意首先要全面了解客户抱怨该部位疼痛的内容，并使用适当的测试方法排除坐骨神经痛。

臀中肌、臀小肌和阔筋膜张肌

臀中肌、臀小肌和阔筋膜张肌技术是一种横断面放松技术。

1. 客户侧卧在治疗台上。
2. 触诊客户的臀部以找到阔筋膜张肌（TFL）、臀中肌和臀小肌。让客户将腿外展，远离治疗台，便于你找到这些肌肉。
3. 要求客户将双腿伸向胸部，轻微屈髋，以舒适地稳定在治疗台上。
4. 使用前臂的约三分之一、松散的拳头或手掌根部，触诊以找到阔筋膜张肌，然后缓慢地朝地面方向（内侧）施加压力，按入组织，等待组织发生变化。
5. 在保持按压的同时，让客户非常缓慢地伸直接受治疗一侧的腿，不要抬向天花板，然后慢慢将其放至另一条腿上。
6. 重复两到三次步骤4、步骤5。
7. 在保持按压的同时，让客户像前面一样伸直腿部，并将其稍微抬高几厘米，然后放回原位。
8. 注意，要以可控方式缓慢地实施此技术，以防止客户向前滚动。
9. 重复两到三次步骤7、步骤8。
10. 慢慢解除按压，找到臀小肌和臀中肌。
11. 使用前臂的约三分之一、松散的拳头或手掌根部，缓慢地朝地面方向（内侧）施加压力，按入组织，等待组织发生变化。

12. 在保持按压的同时，让客户非常缓慢地伸直接受治疗一侧的腿，不要抬高朝向天花板，然后慢慢将其放至另一条腿上。

13. 重复两到三次步骤 11、步骤 12。

14. 在保持按压的同时，让客户像前面一样伸直腿部，并将其稍微抬高几厘米，然后放回原位。注意，要以受控方式缓慢地实施此技术，以防止客户向前滚动。

15. 重复两到三次步骤 14。

16. 慢慢解除按压，将前臂的约三分之一、松散的拳头或手掌根部移至客户的臀部和骨盆的后方，并向下定位臀中肌。

17. 使用前臂的约三分之一、松散的拳头或手掌根部，缓慢地朝地面方向（内侧）施加压力，按入组织，等待组织发生变化。

18. 在保持按压的同时，让客户非常缓慢地伸直接受治疗一侧的腿，不要抬向天花板，然后慢慢将其放至另一条腿上。

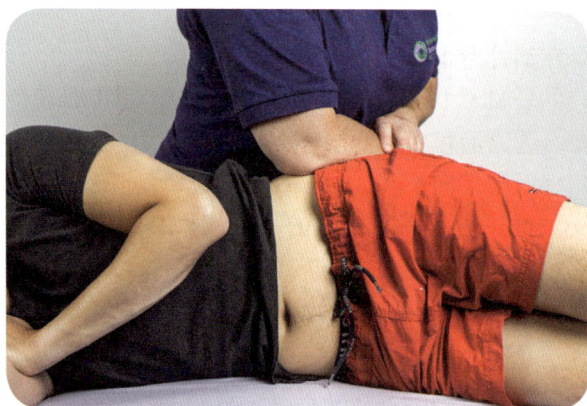

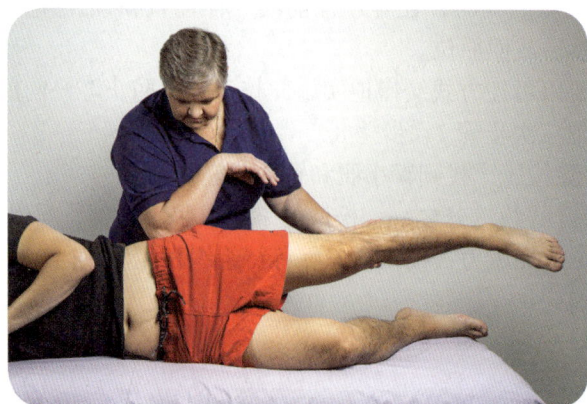

19. 重复两到三次步骤 17、步骤 18。
20. 让客户像前面一样伸直腿部，并将其稍微抬高几厘米，然后放回原位。
21. 重复两到三次步骤 20。

提示 与腰大肌和髂肌技术一样，该技术可以分阶段完成，疼痛程度应始终保持在客户可容忍的范围内。

小　结

　　筋膜松动技术是 MFR 疗法的重要补充，也是传统的 MFR 方法。实施这些技术要记住的一点是，就像其他 MFR 持续方法一样（如交叉手放松技术），少即是多。你虽然在使用肘部、指节或拳头，但这并不意味着你要推拉或用力。实际上恰恰相反，花费更长时间，持续而缓慢地实施这些技术，效果会更佳。

简答题

1. 筋膜松动的其他三个常用名称是什么？
2. 筋膜松动主要在哪两个方向进行？
3. 近节指骨是什么？
4. 在治疗小腿肌肉时主要治疗哪两块肌肉？

第 4 部分　筋膜松解方案和管理

本书的最后一部分介绍了如何组合先前介绍的各种技术，使之成为一整套治疗方法，助你提高应用技能的水平。虽然 MFR 不包括某些特定技术的方案，但有些技术似乎能够自然地融入其中。从一种技术流畅地转换为另一种技术，可以增强客户信心，也能帮助你构建技术体系。

第 12 章介绍了如何组合各种技术，并助你拓展思路，了解哪些技术可以组合在一起供你所用。同时，该章还提供了第 10 章中有关瘢痕组织局部放松技术的一些额外信息，以便你了解如何使用这种方法进行组织评估。第 13 章介绍了有关单个和多个治疗师 MFR 治疗过程的信息，以及家庭护理筋膜计划管理方案，不管是客户还是治疗师，都能从中了解 MFR 治疗的整个过程。

12

第 12 章　组合技术和高级技术

　　本章将会介绍之前已出现过的技术，这些技术仅针对某个主题提供信息。这些技术的变化形式有助于你增强 MFR 技能。你已经学会一些简单易用且有效的基础技术。现在，你将学习如何针对某个主题来组合这些技术，包括用于平衡身体结构以改善形体与功能的特定技术。

　　虽然我建议采用某些技术的组合，但在实践中仍然要依赖直觉和感觉意识，满足客户需要，切勿强力按压组织屏障、滑动或滑过皮肤。执行技术时需要持续 3～5 分钟或更长时间，以获得最佳效果。

　　第 10 章详细地介绍了治疗瘢痕组织的技术。下面介绍在人体组织上可以使用的放松和组合技术。

筋膜局部放松技术

组织运动测试

在应用技术之前，你需要对组织进行运动测试。与所有 MFR 技术相同，在测试时应目标明确、与客户多沟通、告诉客户你要做什么，并观察与询问有关治疗的反应与感受。治疗师应确保熟悉整个过程，以便在实施之前理解其实际应用。

1. 客户仰卧于治疗台上。
2. 治疗师站在治疗台的一侧执行技术；或者采用自己觉得舒服的体位，以便双手在治疗台一侧执行第一阶段的技术，在另一侧执行第二阶段的技术，协同完成整个放松过程。
3. 将双手置于客户身上，采用与交叉手放松技术相同的方法，双手保持柔软，按入组织的深层屏障处。
4. 按照技术要求的方向放松组织（按压、提捏组织，而不是在皮肤上滑动），测试组织的运动性。
5. 将双手置于组织上面，回到起点；接着向相反的方向放松组织，同样是提捏组织，而不是在皮肤上滑动。确定哪个方向可提供更大的运动范围。
6. 从能够进行更大运动范围的方向开始实施技术，这将允许你将组织朝着损伤处按压，而非将它们从损伤处牵引回来。

腿部滚动局部放松技术

1. 客户仰卧在治疗台上。
2. 治疗师站在治疗台一侧。
3. 双手并排置于客户大腿前侧，采用与交叉手放松技术相同的方式，向内按入组织深层屏障处。记住不要滑过皮肤或压迫组织屏障。
4. 持续施力，向内旋转或向内滚动客户腿部，确保动作源自髋关节。观察客户腿部可向内滚动多远距离。
5. 双手置于客户腿部，让腿部恢复中立位。
6. 向外或向外侧面旋转客户腿部，再次观察腿部可以移动的距离。
7. 确定客户腿部是否可以向内或向外侧面滚动。
8. 从你觉得能够实现更大移动范围的方向开始实施技术。

9. 站立，以能够向远离自己的方向滚动客户腿部，将双手置于客户大腿前侧，并向内按入组织深层障碍处。

10. 采用轻松的体位，放松组织阻力，等待组织软化或变得柔顺，包括内侧、外侧和中间位置。

11. 当组织软化或变得柔顺后，将组织稍微按入附近感觉轻松的位置。

12. 与客户交谈，了解治疗时的效果与反应。

13. 当你实施第一阶段技术获得明显组织变化后，请站在治疗台另一侧，以便你可以向远离你的方向滚动客户腿部，并在最缺乏运动的方向使用相同步骤。

14. 每侧持续 3 ～ 5 分钟，使组织发生变化。

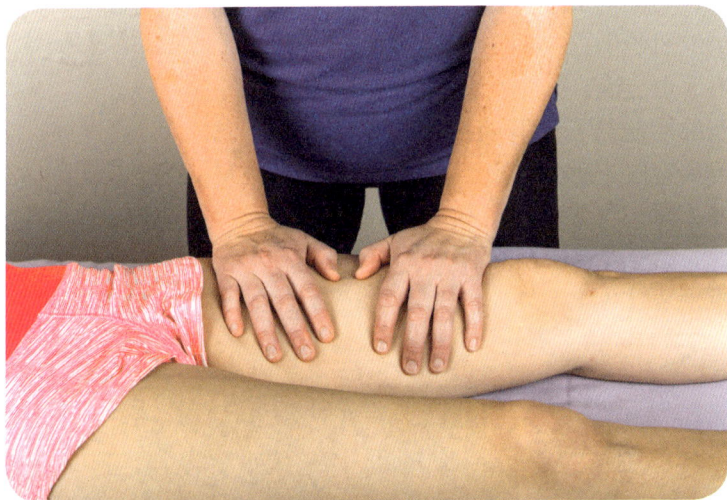

坐姿胸腰椎局部放松技术

1. 客户坐在治疗台底部，打起精神，必要时为足部提供支撑。

2. 治疗师站在治疗台一侧。

3. 将一只手置于客户脊柱胸腰交界处，皮肤紧密接触；将另一只手置于客户胸骨末端的剑突尖，皮肤紧密接触。该技术与横断面放松横膈膜技术采用的手势相同。

4. 双手按入客户组织的深层屏障处。

5. 慢慢向远离你的方向旋转客户胸廓，确保客户不必向你寻求帮助。注意动作范围。

6. 让胸廓回到中立位，接着向你的方向旋转。注意动作范围，始终保持力作用于组织深层屏障处。

7. 确定客户腿部是否可以向内或向外侧面滚动。

8. 从你觉得能够实现更大移动范围的方向实施技术。记住，不要滑过皮肤或压迫组织屏障。

9. 站在治疗台一侧执行该技术，以便你可以轻松地向远离你的方向滚动客户胸廓。

10. 将双手置于客户胸廓，再次按入客户组织深层屏障处。

11. 采用局部放松的姿势，双手移至组织阻力点，持续施力于组织深层屏障。等待组织软化或变得柔顺，向远离你的方向转动客户胸廓，随着组织的变化，一个又一个屏障得到放松。

12. 与客户交谈，了解治疗时的效果与反应。

13. 当你实施第一阶段的技术获得明显组织变化后，慢慢地让客户恢复至中立位，然后你移至治疗台另一侧，在最缺乏运动的方向执行相同的步骤。当组织软化并适应这种运动时，继续旋转客户胸廓至远离自己，直至取得明显的组织软化效果。

14. 每侧持续 3 ～ 5 分钟，使组织发生变化。

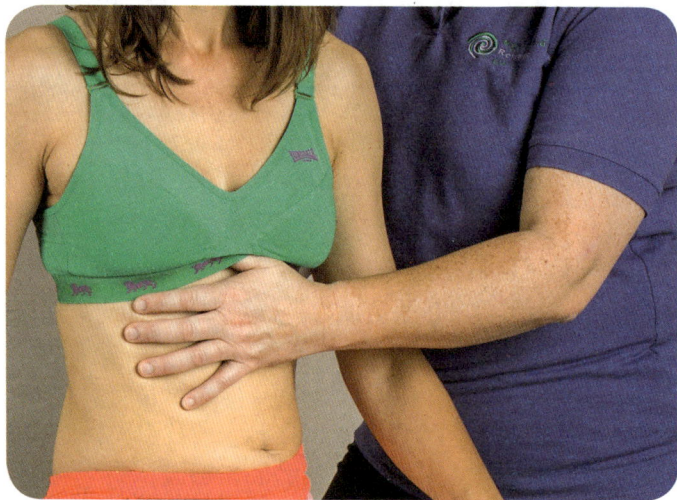

组合技术

下肢组合1

1. 客户坐在凳子或椅子上，如第11章所述，对竖脊肌实施筋膜松动技术。
2. 让客户采用仰卧姿势，髋部一侧置于治疗台边缘处接受治疗，腿部悬挂在治疗台边缘。另一侧膝关节与髋关节弯曲以支撑腰部。
3. 治疗师站在治疗台的一侧，让客户小腿钩住自己的小腿。
4. 双手采用交叉手姿势放松客户髋关节前侧，逐一缓慢地软化各个组织屏障处，使其变得柔顺。记住不要滑过皮肤或压迫组织屏障。
5. 与客户交谈，了解治疗时的效果与反应。
6. 当获得明显的组织软化效果后，轻轻地将客户的腿抬离治疗台，接着使用第7章所述的腿部牵引技术实现腿部放松。你可能需要让客户移至治疗台中间接受腿部牵引治疗。
7. 确保实施每种技术 3 ～ 5 分钟，以获得最佳效果。

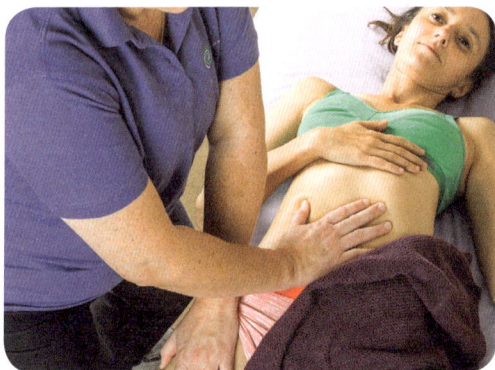

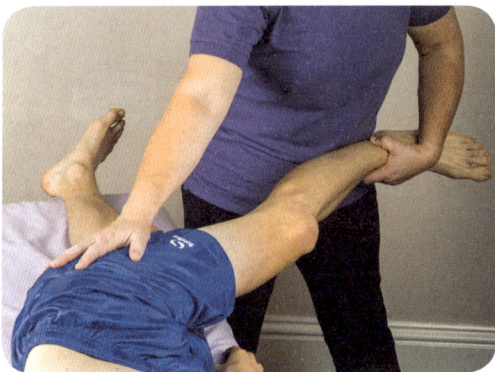

组合技术

上肢组合1

1. 让客户坐下，如第 11 章所述，对颈部和肩部实施筋膜松动技术。

2. 让客户采用仰卧姿势，接受治疗一侧的手臂向外旋转，手心朝上。手臂应稍微超过治疗台边缘。

3. 治疗师站在治疗台的顶部。

4. 双手采用交叉手姿势放松客户上胸部，软化各个组织屏障处，使其变柔顺。记住不要滑过皮肤或压迫组织屏障。

5. 与客户交谈，了解治疗时的效果与反应。

6. 当获得明显的组织软化效果后，移至治疗台一侧，实施手臂牵引技术，逐一软化各个组织屏障处，使其变柔顺。

7. 确保实施每种技术 3 ～ 5 分钟，以获得最佳效果。

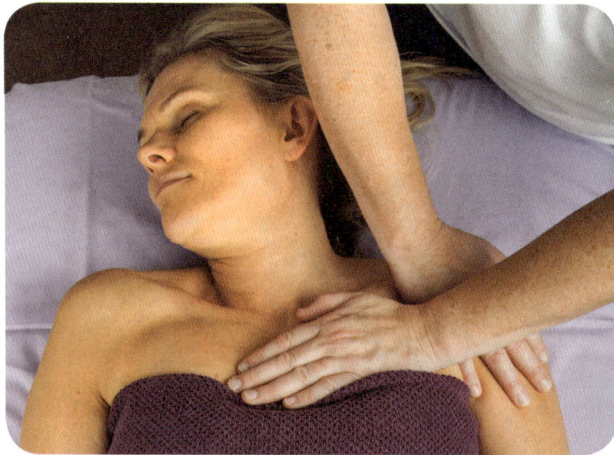

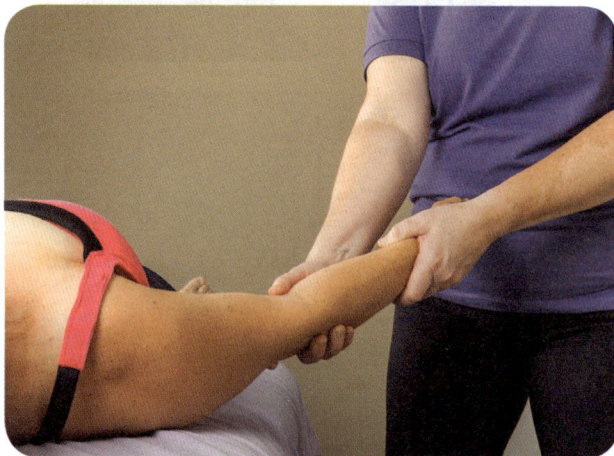

下肢组合 2

1. 让客户坐在椅子或治疗台上，如第 11 章所述，对双腿股四头肌进行筋膜松动。
2. 让客户俯卧在治疗台上，如第 11 章所述，对双腿小腿肌肉实施筋膜松动技术。
3. 让客户仰卧在治疗台上，对单腿或双腿实施牵拉技术。

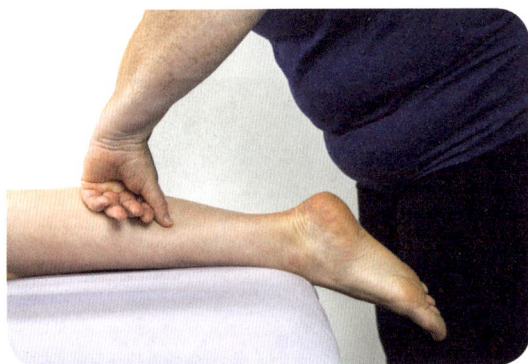

下肢组合 3

1. 让客户在治疗台上采用俯卧姿势，如第 11 章所述，对梨状肌进行筋膜松动。
2. 如第 6 章所述，在同一条腿上，对大腿后侧实施交叉手放松。
3. 如第 8 章所述，在俯卧体位下，对腿部实施按压技术。
4. 与客户交谈，了解治疗时的效果与反应。
5. 确保实施每种技术 3 ～ 5 分钟，以获得最佳效果。

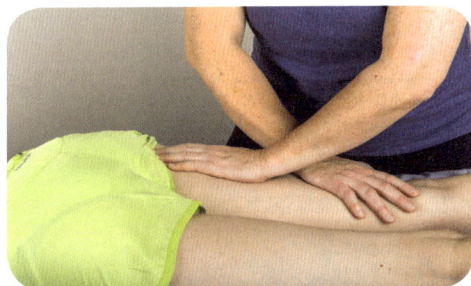
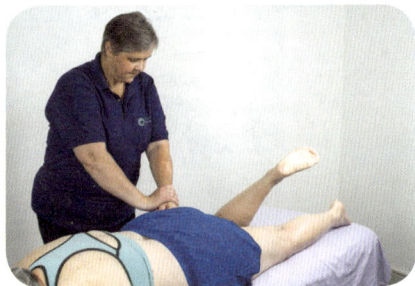

下肢组合4

1. 让客户在治疗台上采用仰卧姿势，对腹部区域实施皮肤捏提法，从降结肠开始，然后是横结肠和升结肠，如第10章所述。
2. 实施横断面放松横膈膜技术，如第9章所述。
3. 在俯卧体位下，对双腿实施牵引技术，如第7章所述。
4. 与客户交谈，了解治疗时的效果与反应。
5. 确保实施每种技术3～5分钟，以获得最佳效果。

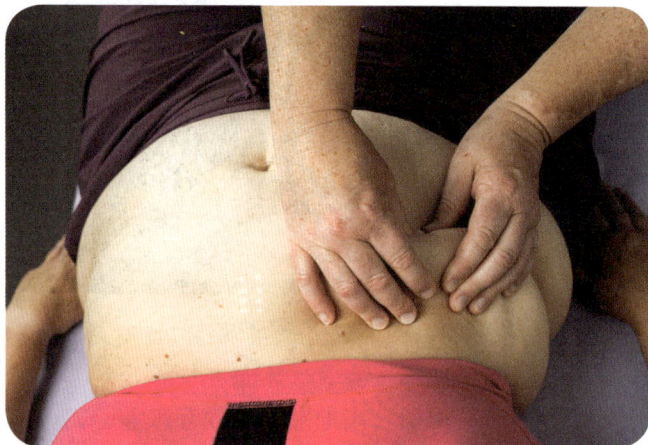

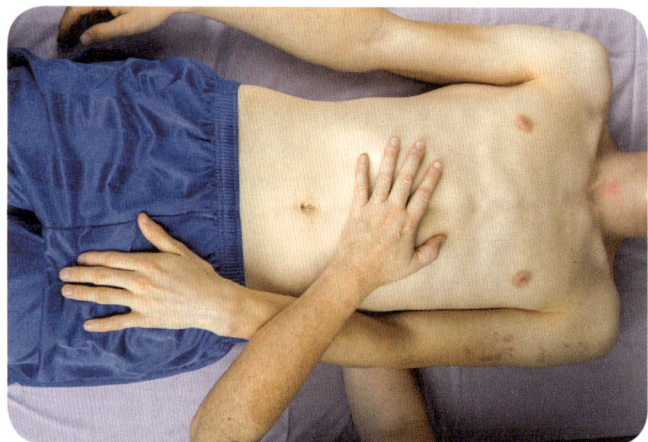

上肢组合 2

1. 让客户坐在凳子或椅子上，如第 11 章所述，对竖脊肌、颈部和肩部实施筋膜松动技术。
2. 对上胸部（胸大肌区域）实施交叉手放松技术，可以两侧同时进行，也可以一次进行一侧，如第 6 章所述。
3. 在仰卧体位下，实施双臂牵引技术，如第 7 章所述。
4. 与客户交谈，了解治疗时的效果与反应。
5. 确保实施每种技术 3 ～ 5 分钟，以获得最佳效果。

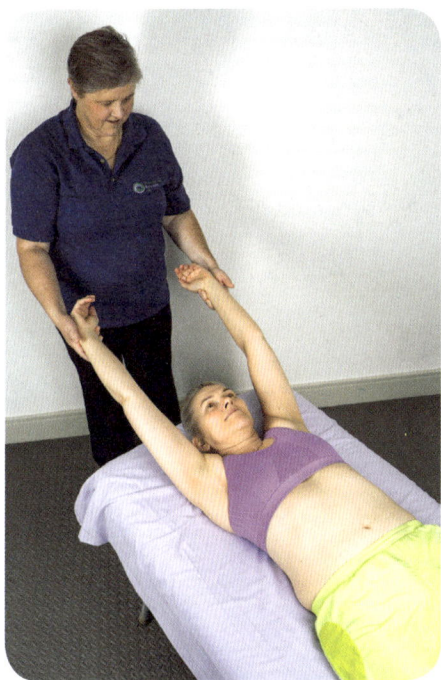

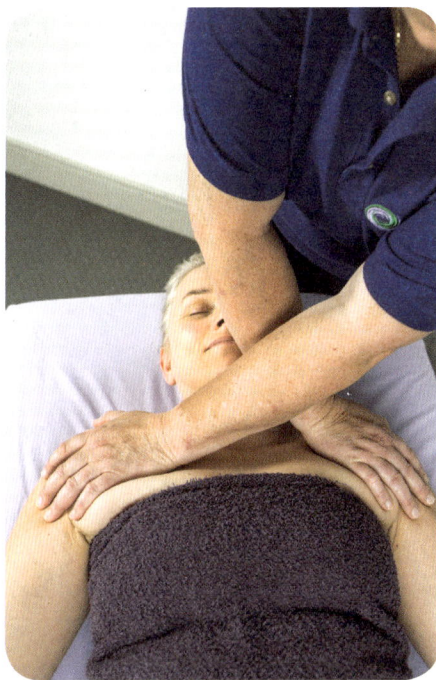

小　结

　　拥有丰富的实践技巧，有助于扩展筋膜松解治疗工作相关的知识、提升经验。随着技能不断增强，你能够意识到如何放置双手、如何帮助客户摆好体位或如何实施技术，这些已不再是治疗中的难题。重要的是感觉你的双手应该放置的位置，观察治疗过程发生的反应，积累处理问题的方法，以及采用独特方式与客户合作。

　　每种技术都可以用多种方式执行，这主要取决于你与客户的偏好。这就是为什么我们将筋膜松解视为一种艺术形式。你可以习得基础知识与基础理论，了解如何应用技术，但是只有通过实践才能将其变为自己的技术。

　　每种技术均可以与其他技术相结合。你可能会喜欢某些技术而不喜欢某些技术，而有些技术则可以根据你的需求与客户的要求进行更改。试用本书介绍的技术，组合使用各种技术，最重要的是"倾听"你的双手，并听从它们的引导。

　　你接受 MFR 治疗以体验该疗法，参加 MFR 实践研讨会，能强化自己在书中所学的内容。

简答题

　　1. 你可以组合哪些技术？
　　2. 在哪个位置开始施用筋膜局部放松技术？
　　3. 皮肤捏提法是评估受限处的一种技术，它能作为一种与其他 MFR 技术相结合的技术吗？
　　4. 如何增强你的 MFR 体验？
　　5. 实施 MFR 的最佳时长是多少？

第 13 章　筋膜松解治疗方案

　　无论采用个人、强化还是多位治疗师协作的治疗方案，都要遵循相同的标准。接受何种疗法是由若干因素决定的，其中包括客户疼痛的实际情况。治疗效果受治疗师的经验与能力的影响，还受客户参与治疗的次数影响，治疗次数足够才能达到所期望的效果。

　　如果你花些时间帮助客户了解什么是 MFR 方案、筋膜在人体中的基本作用，以及为何结构必须从上到下平衡方可消除疼痛，那么客户会更易于接受治疗方案并提供协助。为客户提供 MFR 相关文章、图书、小册子和传单，是帮助他们了解 MFR 疗法的绝佳方式。

治疗经验

　　客户经常会问"需要多长时间"及"需要接受多少次治疗"。事实上，只有提供几次治疗之后，你才能知道客户的反应。告诉客户接受两次治疗就能解决问题，这一说法有失公允，也不切实际，但是你还是需要提供积极的治疗。你不希望患有慢性疼痛的客户认为他们永远不会变好；你要尽可能积极开展治疗，并且让他们明白必须共同努力才能取得理想的效果。

个人治疗方案

在个人治疗方案下，一位治疗师为一位客户提供治疗，客户每周或每月至少接受一次治疗。如果多位治疗师共享一个诊所，那么客户则需要在治疗过程中接受不同治疗师的治疗；然而，个人治疗通常是一对一的治疗，治疗时长通常为 1 小时。

与其他疗法不同，MFR 没有明确指出客户要接受多少次治疗。有些客户接受 3～4 次治疗便解决了问题，而有些客户则可能需要接受更多次数的治疗。客户的情况各异，总的来说，客户承受不适和功能障碍的时间越长，那么消除作为代偿方式的情绪支撑模式和习惯性固定模式所需的时间就越长。

理想的治疗时间不少于 1 小时，尽管有些诊所或医院难以实现。在这种情况下，治疗师必须最大限度地利用有效时间。有些客户由于工作、家庭或经济无法定期参与治疗。你要让客户明白，虽然进展较慢，但是你已经尽力并取得相应的进展。鼓励客户至少接受三次安排紧凑的治疗，以便至少在一段时间内接受定期治疗。

个人治疗方案对于那些无法接受 1 小时以上治疗的客户非常有益。如果你能成功为这些客户提供 MFR 治疗，他们便会更加频繁地参与治疗，从而加快康复过程。对于那些需要接受每月一次、每月两次或几个月一次治疗的客户来说，个人治疗方案也是一种不错的养护疗法。个人治疗方案可以帮助人们改善工作中习惯性紧张模式、身体先天性或结构性偏差的问题。

个人治疗方案的优点

- 适合介绍 MFR。
- 适合有工作和家庭压力的客户。
- 适合经济能力有限的客户。
- 为客户提供处理每次治疗反应的时间。
- 为客户提供做家庭康复方案的时间。
- 适合作为养护方案。
- 有利于客户接受一对一治疗。
- 适合日程繁忙的治疗师。

个人治疗方案的缺点

- 客户可能要求在一次治疗中治疗多个部位。
- 治疗不定期，不足以打破习惯性固定模式。
- 客户可能会在两次治疗间隔期间的工作、运动、压力和紧张中建立重复的紧张模式。

- 客户仅体验到短期或有限的缓解，会变得沮丧，并且对治疗与治疗师失去信心。
- 如果两次治疗间隔时间有点长，客户可能会忘记有关家庭护理方案的内容。

治疗经验

如果你一直提供一次一小时的治疗但效果欠佳，那么请考虑提供一次两小时的治疗，或者要求客户每周接受两次治疗，让你有足够时间了解他们的身体。有些客户的身体长期受到束缚，身体需要更多的时间来感受发生的情况以对治疗做出响应。

强化治疗方案

强化治疗方案是让客户沉浸在治疗中的另一种极好的方式。这种方案的效果极佳，有利于客户打破习惯性固定模式，并释放筋膜网络中的束缚效应。在强化治疗方案中，客户每天需要接受两到三小时的治疗，持续四到五天，也可以持续两到三个星期。

强化治疗方案不仅要求一位治疗师或多位治疗师定期实施 MFR，还要求他们为客户提供一个调节身体的放松方案，包含治疗性拉伸方法的家庭护理方案也可以纳入强化治疗方案中。治疗师可以与客户讨论什么日常活动会加剧疼痛，如有需要，为他们提供人体工程学的信息（工作环境的设计）。由于强化治疗方案在离家远的地方进行，客户置身新环境中，能够专注于自己的身体，而非工作或生活压力。他们有时间安静下来，休息并放松，能够为治疗带来更多的益处。

治疗经验

如果客户从很远的地方前来接受 MFR 治疗，特别是强化治疗，我会建议他们让人开车送自己来、乘坐公共交通工具，或者在接受治疗后间隔一天再开车回家（因为长时间驾驶会让人非常紧张）。

特别是那些长途跋涉接受治疗的人，在接受强化治疗后，可以考虑接受当地 MFR 治疗师或其他治疗师提供的治疗。他们还应该做些必要的改变，更多地关爱自己，而不仅仅是返回到引起症状的紧张环境中。

强化治疗方案可以由一位治疗师在数小时内完成，也可以由多位治疗师相继完成，或由多位治疗师合作完成。多位治疗师合作提供治疗的优势在于，他们能够经常看到、感觉和获得不同的东西。此外，他们与客户的沟通方式不同，因而其工作方式也不同。

强化治疗方案的优点

- 为客户提供足够的治疗时间，使其完全沉浸于治疗中。
- 为治疗师提供足够的时间治疗客户的整个身体。
- 有利于客户打破习惯性模式，并释放筋膜网络的束缚效应。
- 为治疗师提供时间处理前一次治疗出现的问题。
- 为客户提供执行家庭护理方案与使用放松工具的时间（取决于治疗师的实践范围）。
- 为客户提供专注于自己身体的机会。

强化治疗方案的缺点

- 有些客户可能会觉得强化治疗方案的成本高。
- 客户可能无法挤出强化治疗方案所需的时间。
- 客户可能无法长途跋涉前往实施强化治疗方案的地方。
- 在强化治疗方案结束时，客户可能会感到疼痛。

治疗经验

自己接受一些 MFR 强化治疗方案，从客户的角度去验证治疗效果，并且从治疗师的角度去体验。对于 MFR 治疗师而言，亲身接受治疗是一种有价值且有益的学习方式。

多位治疗师协作方案

在多位治疗师协作方案中，多位治疗师同时与一名客户合作。个人治疗方案或强化治疗方案通常采用这种方式。

多位治疗师协作方案能够为客户带来多种益处，技术执行会更加有效，治疗进程被大幅度推进。例如，在客户仰卧接受纵向轴放松治疗期间，一名治疗师牵引手臂，另一名治疗师牵引腿部；客户和治疗师的能量与意识会由于额外一双手所带来的能量而增强。此外，两位治疗师同时按压紧张和受限的筋膜网络会更加有效地帮助客户打破习惯性固定模式。

多位治疗师协作治疗方案的优点

- 在更短的时间内可以完成更多的工作；当两名治疗师合作时，治疗效率将翻倍。
- 多位治疗师合作，治疗进展更加顺利，能够帮助客户打破身体与情绪两方面的习惯性固定模式。
- 多位治疗师合作可以让客户对治疗的反应更加直观且清晰。
- 客户可以看到并感受到该方案的益处，通常非常享受。

多位治疗师协作治疗方案的缺点

- 有些客户不太喜欢有太多双手在其身上操作。
- 有些客户感觉一次无法应付一名以上的治疗师。
- 有些客户觉得多位治疗师协作的治疗费用过高。

提示　无论是在强化治疗方案还是在个人治疗方案中，许多客户都不愿超出传统治疗方法的安全范围（即一次仅接受一名治疗师提供一小时治疗）。有些客户只想接受来自同一位治疗师的治疗。MFR治疗在这些方案中表现非常出色，客户能从更多的治疗和不同方法与观点中受益。你可以帮助客户了解为何较长的治疗时间会带来更大的帮助，以及接受其他治疗师的治疗能够了解不同角度的专业知识，甚至不同的技能组合。

家庭护理方案

家庭护理方案是指客户接受MFR治疗间隔期间在家进行的身体锻炼、拉伸、放松练习或其他活动，也包括借助于球、泡沫轴和其他工具的自我护理MFR。家庭护理方案取决于治疗师的职权范围和执业范围。如果你未经授权或没有资质为客户制订家庭护理方案，应该将客户推荐给有这方面资质的治疗师。家庭护理方案不宜太复杂或太困难。两个或三个技术组合较为理想；太多技术组合通常会让客户感到困惑或忘记做练习。

有些客户康复心切，愿意配合完成治疗间隔期间的练习；有些客户则在再次返回治疗室时承认自己自从上次治疗以来没有做任何练习。这两种客户都需要鼓励；让他们明白，先设定一个可实现的目标，每天完成练习，就能够看到并感受到效果。

在家庭护理方案中，筋膜情况与筋膜的最终健康都能通过各种练习得到最好的解决，正如常规治疗一样。家庭护理方案可以包括诸如本体感觉、柔韧性、力量、耐力，以及静态与动态运动。流体运动、按压，以及各种长轴和运动平面的拉伸（例如微蹲，在与墙面保持一定距离的地方用力推墙面）都能给筋膜带来有利的影响。家庭拉伸方案要能够反映出 MFR 治疗期间实施的筋膜治疗工作。有些客户可能会将拉伸作为体育运动、健身房锻炼或瑜伽、普拉提课程的一部分，这些都是有效的康复工具。然而，要促进筋膜康复，需要轻轻拉伸组织，常见的拉伸方式是将肌肉拉伸至最大的活动范围，并且持续拉伸几秒以延长肌肉。筋膜拉伸过程与常规拉伸过程完全不同。

你现在对筋膜软化、柔顺的感觉已经非常熟悉。执行家庭拉伸方案时，同样需要找到这些感觉。你需要教会客户如何感受自己身体的组织屏障、受限处和终末感，并教他们如何轻轻地按压组织屏障，进而放松一个又一个的组织屏障。

重复训练、拉伸运动和"核心区"建设或姿势训练体系已经无法解决多数客户的问题。将另一种张力约束应用到现有的功能障碍中或者加强肌肉群的锻炼，已经没有任何作用，这样做只会加剧系统失衡。MFR 技术能够让系统恢复功能并重新达到平衡，之后采用任何康复方法均会产生较好的效果。

提示　我最喜欢的家庭护理方案之一是让客户觉察出日常生活中加剧功能障碍和产生不适的动作。例如，出现肩膀、手臂和手腕不适的客户，我会问他们是否在驾驶时将肘部置于车窗上，以及他们在计算机前的坐姿。睡眠姿势是加剧颈部、肩部和下颌问题的主要原因。询问客户这些问题，观察他们是否总是采用一侧睡觉，或者一只手臂绕着身体或置于枕头与头部中间。鼓励客户尽可能地观察他们在昼夜里有多少次采用长期相同的控制模式。当客户意识到，日常生活习惯会加剧他们的功能障碍和不适时，他们便会更好地调整并适应新模式。

家庭护理方案可以包括以下内容。
- 两次治疗间隔期间，每天做两至三次拉伸和练习。
- 有关身体意识的专注练习，可以是听音乐、看书、指导性冥想或专注练习。
- 观察可能加剧疼痛的日常活动或睡眠姿势。
- 加强对影响病情的压力因素的认识。
- 根据需要接受其他疗法。

提示 采用包含简单筋膜工具和技术的自我护理方案，能够让你更加关心自己，并且拥有更多经验帮助客户制订家庭护理方案。所有的家庭筋膜护理方案和自我护理方案都应当包含治疗室提供的MFR治疗。你可以在自己的身上实施MFR，并教会客户实施该技术。鼓励客户在感到紧张或不适时，采用家庭护理方案。这样他们就能够更好地控制自己的身体，从而少受病症的折磨。

必须谨慎对待以下介绍的所有技术，客户在家中自己实施这些技术必须有专人指导。告知客户，在出现任何非MFR技术产生的疼痛或不适时，必须停止实施技术，并在接受下一次治疗时与治疗师进行讨论。

家庭护理方案

纵向轴、手臂与腿部

1. 如果你是为自己做护理，可以使用治疗台。侧躺于治疗台上，姿势与为客户采用交叉手放松技术治疗侧腰椎时相同。
2. 如果你无法使用治疗台并指导客户使用这种自我护理技术，可使用相同姿势在床上实施放松技术，注意不要太靠近床边缘。
3. 将上面的手臂置于头顶，停靠在枕头或头部一侧。上面的腿伸直，稍微伸向后侧，远离治疗台或床。
4. 在实施该技术时，请保持背部舒适。
5. 闭上眼睛，注意力集中于身体，让身体变柔软。
6. 释放身体中的所有张力。
7. 随着身体变得柔软，移动并延长至下一个组织障碍和终末感。持续关注身体的变软处，并随着它的变化保持一个非常微妙的延长。

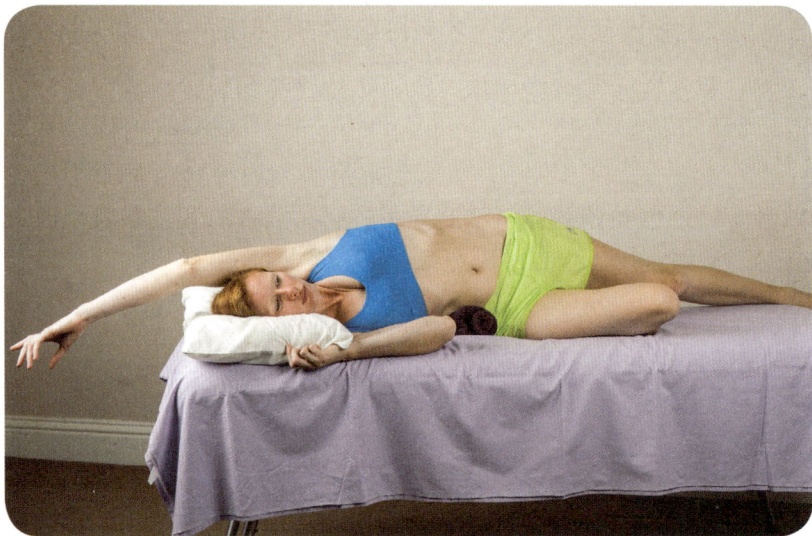

躺在泡沫轴上

泡沫轴是一种非常受欢迎的康复工具，在治疗中心、运动与健身中心以及网上均有销售。它是一种由致密聚苯乙烯所制成的长圆筒，能够用于拉伸和核心区稳定。泡沫轴对于筋膜拉伸能够起到不错的辅助作用。许多治疗师每天都会采用泡沫轴来修正他们治疗期间长期采用的姿势。由于治疗师倾向于弯腰站于治疗台侧，因此借助泡沫轴可以将身体拉伸至中立位。

　　泡沫轴有多种使用方式，但是其应用原理与 MFR 技术原理相同。许多人会在泡沫轴上用力地做动作，这与 MFR 原理相违背。在使用泡沫轴时，应遵循 MFR 技术的原理，缓慢且耐心地等待组织放松。除了起支撑作用的部位之外，躺在泡沫轴上的身体部位必须尽可能地保持柔软。

1. 将泡沫轴置于地面，坐在一端，膝关节弯曲，并缓慢向后滚动，使脊柱与头部得到支撑。
2. 将双足与膝关节置于需要的地方，提供支撑。
3. 双臂放下，置于两侧，掌心向天花板。
4. 闭上眼睛，专注于身体变软。
5. 几分钟后，你会感觉到背部柔软、肩膀变宽、胸部放松。
6. 你可以轻松地在泡沫轴上运动 10 ～ 15 分钟；然而，关键不在于你在泡沫轴上花多长时间，而是你在泡沫轴上所产生的感受。
7. 当身体变柔软时，双臂向上移至头顶，就像沿着时钟移动的数字一样。
8. 等待身体变柔软，实现最大化放松。
9. 注意肩膀是否等高，让肩膀变柔软。

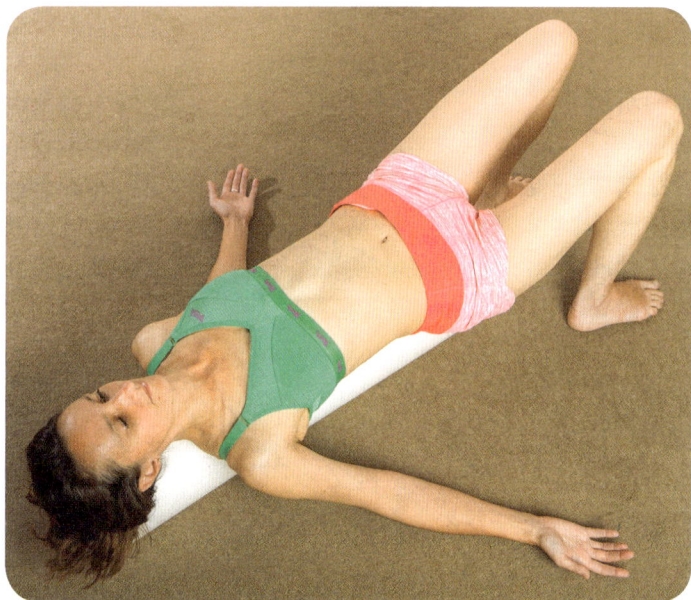

泡沫轴腿部松解

你可以在背部、手臂、躯干、髋部和臀部使用泡沫轴。

1. 大腿前侧置于泡沫轴上面。
2. 如果需要，使用枕头或长枕支撑自己的肘部，为背部提供支撑。
3. 保持身体放松，确保腿部与髋部放松。
4. 使用肘部支撑，缓慢地在泡沫轴上面来回移动（从头到脚），直至组织发热、变硬或变柔软。
5. 待组织变柔软或变得柔顺后；再次滚动，直至寻找到下一个受限处，并执行相同的方法。
6. 如果你觉得双腿紧绷，则此过程可能需要 20 分钟，重点是采用放松的方式缓慢而积极地最大限度放松组织。

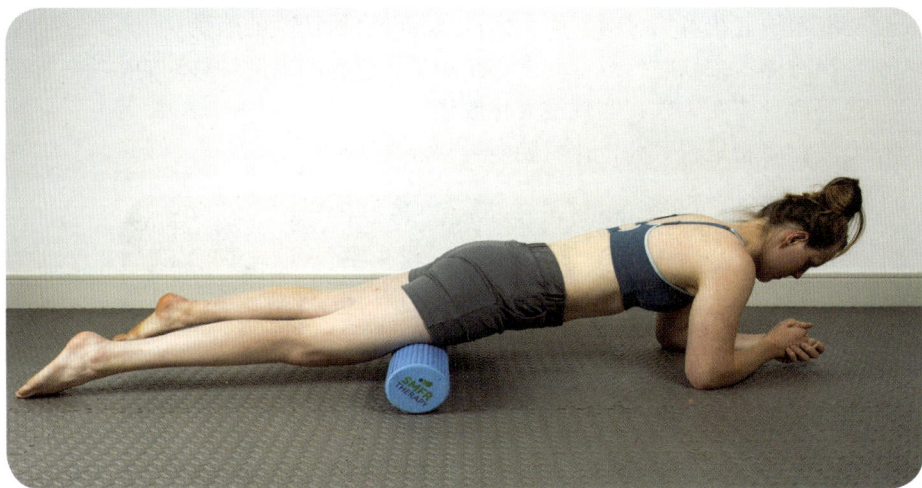

提示 我在自我护理时使用泡沫轴，同时躺在治疗台上面，双臂置于两侧，治疗台边缘能够提供更大的伸展空间。当客户躺在泡沫轴上面（地面或治疗台上）时，我可以实施交叉手放松技术和手臂牵引技术，使用枕头可以增强治疗效果。

治疗球腿部与臀部松解

治疗球是一种直径为 7 ~ 10 厘米的塑料球。它可以是光滑的球体，也可以是带有尖锥或者手柄的球体，治疗器材供应商店或网上均有销售。大多数治疗球都可以使用打气筒进行充气和放气。采用治疗球治疗筋膜的过程与泡沫轴腿部松解相同，两者可以替代使用。

近年来，治疗球已成为一种越来越流行的筋膜工具，它易于携带，方便客户在长途旅行中使用。治疗师应提供多种自我护理工具，以供客户借用或尝试，也可直接向客户推荐购买工具的地方。

1. 在地板上，将球置于臀部下面，伸展同侧腿部；另一条腿的膝关节和髋关节弯曲。
2. 使用双臂和弯曲的腿部支撑身体。
3. 在治疗球上方保持放松，轻轻地滚动臀部直至找到敏感点。
4. 再进一步下沉，等待组织发生变化。
5. 采用侧卧实施放松技术，放松大转子周围的组织；或者膝关节弯曲靠墙，并且双腿向后倾靠至球体。

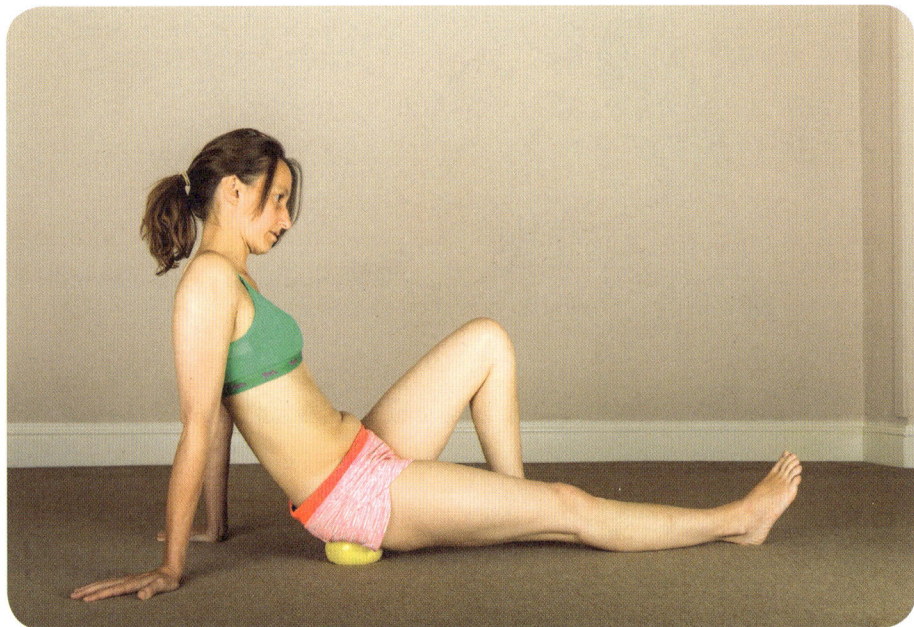

治疗球髋关节前侧松解

1. 将球置于离髂前上棘约 2 厘米的位置，靠近肚脐，接着向下朝向腹股沟部位（髋关节前侧折痕）约 2 厘米的位置移动。
2. 你可以在这里找到髋关节屈肌，该组织通常是紧绷和受限的部位。
3. 趴在地板上，使用肘部支撑，伸展同侧腿，将球置于髋关节前侧。
4. 弯曲另一条腿的膝关节，将髋部向外旋转至一侧，就像青蛙的腿部姿势。
5. 保持臀部水平对齐，让臀部、腿部和背部保持柔软，慢慢地下沉至球上。
6. 轻轻滚动，寻找张力加剧的区域。
7. 等待放松。
8. 当你感觉到该区域得到拉伸，组织发热时，你可以通过慢慢地弯曲伸直腿的膝关节促进放松。

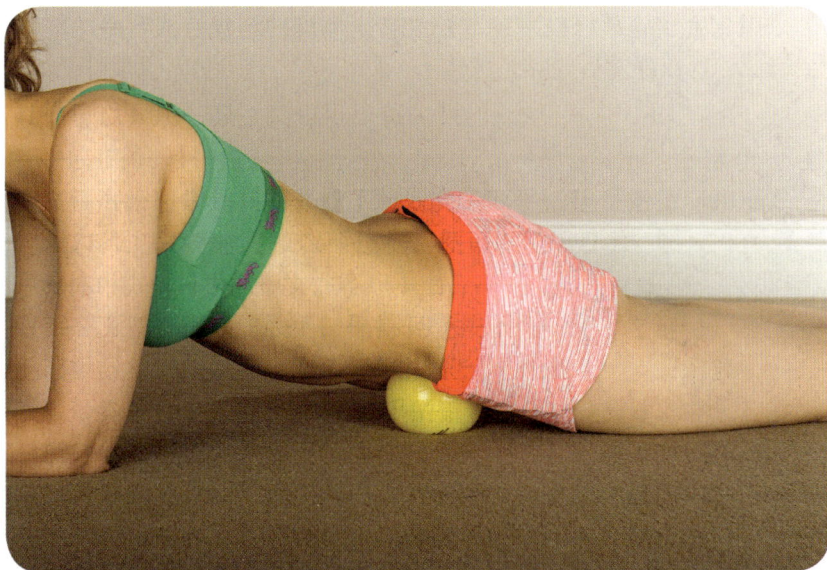

治疗经验

在对背部受伤的人实施该技术时应该特别小心。

治疗球颈部和肩膀松解

1. 背靠墙壁，膝关节弯曲，用背部将球压至墙壁上。
2. 侧弯、前弯或旋转颈部以增加伸展范围。
3. 让肩膀变柔软。
4. 再次压球，慢慢地滚动，直至找到紧张加剧的区域，等待组织放松和变柔软。
5. 要在肩上部位使用治疗球，需要弯曲膝关节以增大后倾角度。

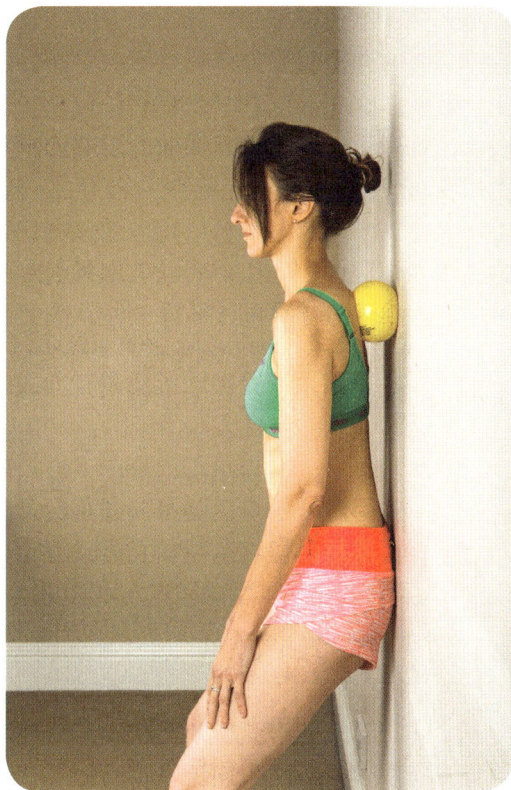

治疗经验

许多治疗师提供自我筋膜松解（SMFR）治疗的课程。在这些可通过视频通话或面对面完成的课程中，治疗师会教客户如何使用治疗工具来实施自我筋膜松解。网上也有一些由训练有素的专业治疗师讲授的在线SMFR治疗课程。SMFR治疗主要使用球和泡沫轴，但许多高级课程还涉及筋膜拉伸及其他工具的使用，例如专为背部或其他紧张部位设计的筋膜花生状滚轴。

小　结

无论是提供个人治疗方案、强化治疗方案还是多位治疗师协作治疗方案，始终要考虑客户的需求。不要强迫客户接受没有准备的事情。

有些客户很乐意定期接受个人治疗方案，并且间隔接受强化治疗方案；有些客户喜欢先接受个人治疗方案，再接受强化治疗方案，等等。这些都是可以接受的，都能够提供持久的治疗效果。

家庭护理方案和自我护理方案有助于你应对繁忙的诊所的需求，并亲身体验筋膜治疗。接着，你可以通过治疗方案和家庭护理方案提高处理客户身体问题的意识。

简答题

1. 强化治疗方案与多位治疗师协作方案有什么区别？
2. 需要提前指导客户如何在家实施家庭护理方案的技术？
3. 强化治疗方案有哪些优点？

参考资料

第 1 章

Barnes, J.F. 1990. Myofascial release: The search for excellence—A comprehensive evaluatory and treatment approach. Paoli/Malvern, PA: Rehabilitation Services.

Bhowmick, S., Singh, A., Flavell, R.A., Clark, R.B., O'Rourke, J., and Cone, R.E. 2009. The sympathetic nervous system modulates CD4+FoxP3+ regulatory T cells via a TGF-beta-dependent mechanism. *Journal of Leukocyte Biology* 86 (6): 1275-1283.

Chaitow, L., and Delany, J. 2008. *The upper body.* Vol. 1 of *Clinical application of neuromuscular techniques.* 2nd edition. Philadelphia: Churchill Livingstone.

Chaitow, L. 2017. What's in a name: Myofascial release or myofascial induction? *Journal of Bodywork and Movement Therapies* 21(4): 749-751.

Chaitow, L., 2018. *Fascial Dysfunction. Manual therapy approaches.* 2nd edition. Edinburgh: Handspring.

Craig, A.D. 2003. Interoception: The sense of the physiological condition of the body. *Current Opinion in Neurobiology* 13 (4): 500-505.

Fede, C., Albertin, G., Petrelli, L., Sfriso, M.M., Biz, C., De Caro, R., and Stecco, C. 2016. Hormone receptor expression in human fascial tissue. *European Journal of Histochemistry* 60 (4): 224-229.

Findley, T., Chaudhry, H., and Dhar, S. 2015. Transmission of muscle force to fascia during exercise. *Journal of Bodywork and Movement Therapies* 19 (1): 119-123.

Huijing, P.A. 2007. Epimuscular myofascial force transmission between antagonistic and synergistic muscles can explain movement limitation in spastic paresis. *Journal of Electromyography and Kinesiology* 17 (6): 708-724.

Huijing, P.A., and Langevin, H.M. 2009. Communicating about fascia: History, pitfalls, and recommendations. *International Journal of Therapeutic Massage and Bodywork* 2 (4): 3-8.

Huijing, P.A., Maas, H., and Baan, G.C. 2003. Compartmental fasciotomy and isolating a muscle from neighboring muscles interfere with myofascial force transmission within the rat anterior crural compartment. *Journal of Morphology* 256 (3): 306-321.

Juhan, D. 2003. *Job's body: A handbook for bodywork.* 3rd edition. Barrytown, NY: Station Hill of Barrytown.

Katake, K. 1961. The strength for tension and bursting of human fascia. *Journal of Kyoto Prefectural University of Medicine* 69: 484-488.

Langevin, H.M. 2006. Connective tissue: A body-wide signalling network? *Medical Hypotheses* 66 (6): 1074-107 7.

Meltzer, K.R., Cao, T.V., Schad, J.F., King, H., Stoll, S.T., and Standley, P.R. 2010. In vitro modeling of repetitive motion injury and myofascial release. *Journal of Bodywork and Movement Therapies* 14 (2): 162-171.

Menon, R.G., Oswald, S.F., Raghavan, P., Regatte, R.R., and Stecco, A. 2020. T_{1P} -mapping for musculoskeletal pain diagnosis: Case series of variation of water bound glycosaminoglycans quantification before and after

Fascial Manipulation® in subjects with elbow pain. *International Journal of Environmental Research and Public Health* 17 (3): 1-10.

Moseley, G.L., Zalucki, N.M., and Wiech, K. 2008. Tactile discrimination, but not tactile stimulation alone, reduces chronic limb pain. *Pain* 137 (3): 600-608.

Pischinger, A. 2007. *The extracellular matrix and ground regulations: Basis for a holistic biological medicine.* Berkeley, CA: North Atlantic Books.

Pollack, G.H. 2013. *The fourth phase of water: Beyond solid, liquid, and vapor.* Seattle: Ebner and Sons.

Schleip, R. 2017. Fascia as a sensory organ. In T. Liem, P. Tozzi, & A. Chila (Eds.), *Fascia in the osteopathic field.* Edinburgh: Handspring Publishing.

Schleip, Robert. 2021. Innervation of the Fascia. In D. Lesondak & A.M. Akey (Eds.), *Fascia, function and medical applications.* Boca Raton, FL: Taylor & Francis Group LLC.

Schleip, Robert, Findley, T.W., Chaitow, L., & Huijing, P. 2012. Introduction. In R. Schleip, T.W. Findley, L. Chaitow, & P. Huijing (Eds.), *Fascia: The tensional network of the human body.* Philadelphia: Churchill Livingstone.

Selye, H. 1955. Stress and disease. *Science* 122 (3171): 625-631.

Standley, P., and Metzer, K. 2008. In vitro modeling of repetitive motion strain and manual medicine treatments: Potential roles for pro- and anti-inflammatory cytokines. *Journal of Bodywork and Movement Therapies* 12(3) 201-203.

Stecco, C., Fede, C., Macchi, V., Porzionato, A., Petrelli, L., Biz, C., Stern, R., and de Caro, R. 2018. The fasciacytes: A new cell devoted to fascial gliding regulation. *Clinical Anatomy* 31(5): 667-676.

Stecco, C., and Schleip, R. 2016. A fascia and the fascial system. *Journal of Bodywork and Movement Therapies* 20 (1): 139-140.

Stecco, C., Stern, R., Porzionato, A., MacChi, V., Masiero, S., Stecco, A., and de Caro, R. 2011. Hyaluronan within fascia in the etiology of myofascial pain. *Surgical and Radiologic Anatomy* 33 (10): 891-896.

Tesarz, J., Hoheisel, U., Wiedenhöfer, B., and Mense, S. 2011. Sensory innervation of the thoracolumbar fascia in rats and humans. *Neuroscience* 194 (October 2011): 302-308.

第 4 章

Chaitow, L. 2010. *Palpation and assessment skills: Assessment through touch*, 3rd edition. Philadelphia: Churchill Livingstone.

Page, P., Frank, C., and Lardner, R. 2010. *Assessment and treatment of muscle imbalances: The Janda approach.* Champaign, IL: Human Kinetics.

第 5 章

Bove, G.M., Chapelle, S.L., Hanlon, K.E., Diamond, M.P., and Mokler, D.J. 2017. Attenuation of postoperative adhesions using a modeled manual therapy. *PLoS ONE* 12 (6): 1-18.

图片索引

评估

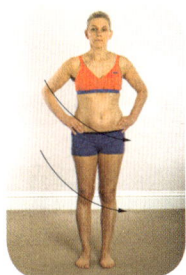

姿势　p. 44

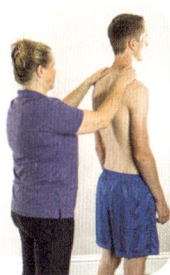

触诊　p. 69

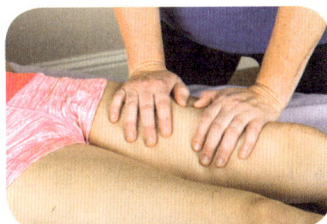

组织的移动性和滑动性　p. 75

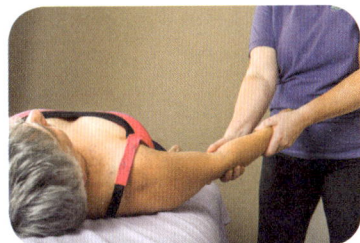

牵引与按压　p. 79

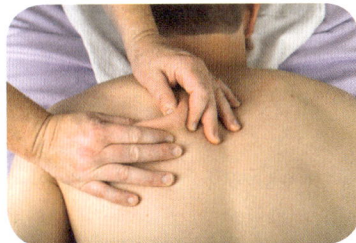

皮肤捏提法　p. 82

筋膜松解

交叉手放松

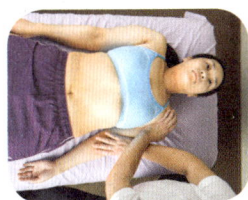

上臂　p. 112

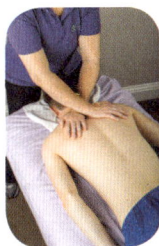

上背部　p. 118

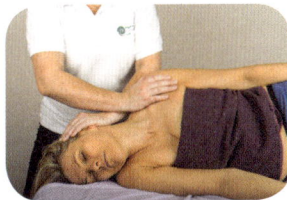

颈部侧面与肩膀外侧　p. 121

纵向轴放松

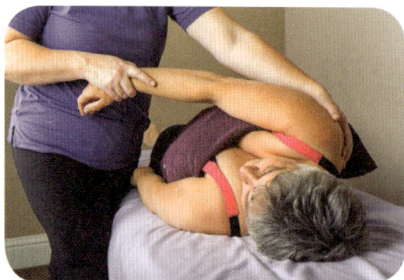

仰卧牵引手臂　p. 127

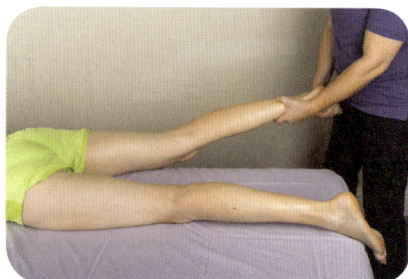

俯卧牵引腿部　p. 132

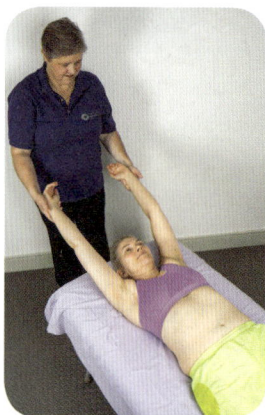

双臂俯卧与仰卧牵引　p. 133

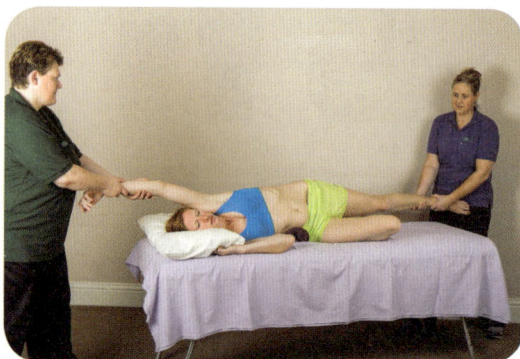

手臂与腿部侧卧牵引　p. 136

按压放松

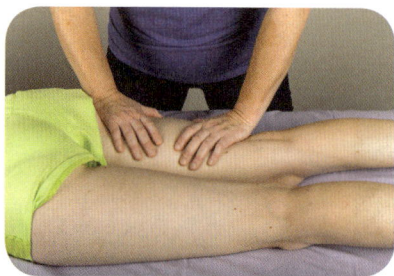

按压大腿后侧　p. 144

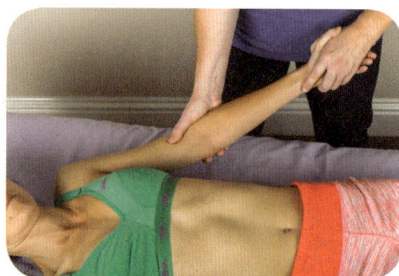

按压手臂，俯卧和仰卧　p. 146

横断面放松

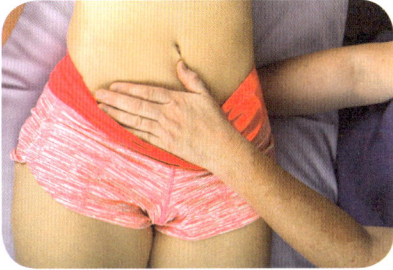

横断面放松骨盆底　p. 150

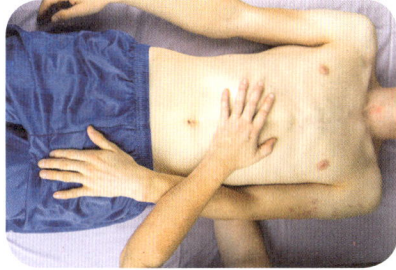

横断面放松横膈膜　p. 151

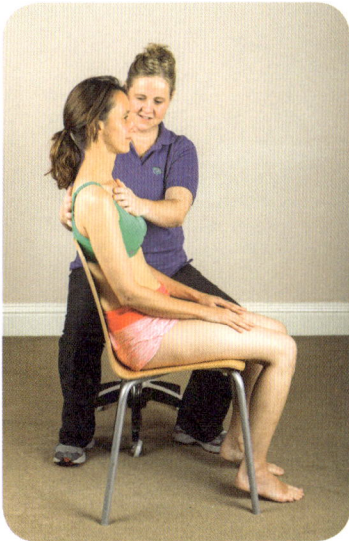

横断面放松胸廓入口（坐姿）　p. 153

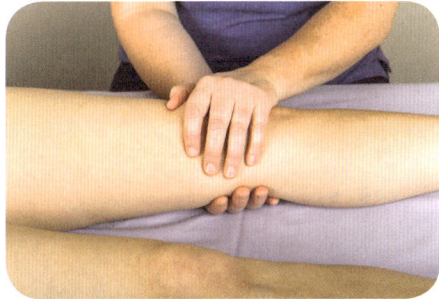

横断面放松关节　p. 154

瘢痕组织技术

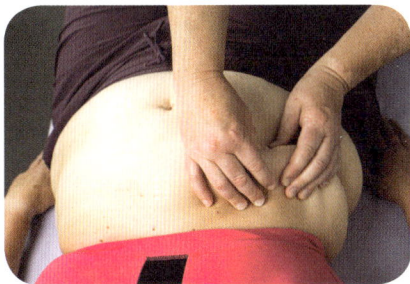

腹部皮肤捏提　p. 160

瘢痕组织直接放松技术

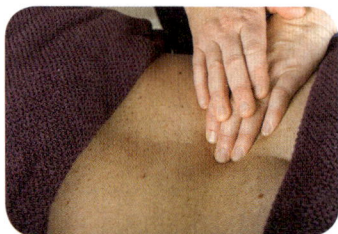

选项 1　p. 169

筋膜松动技术

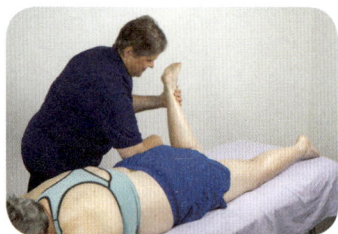

梨状肌　p. 192

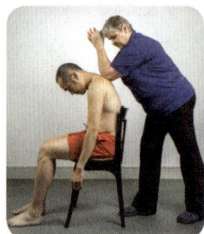

竖脊肌　p. 187

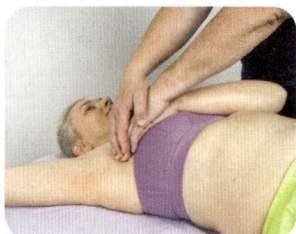

胸大肌　p. 188

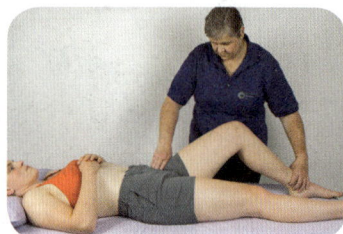

腰大肌和髂肌　p. 191

其他筋膜技术

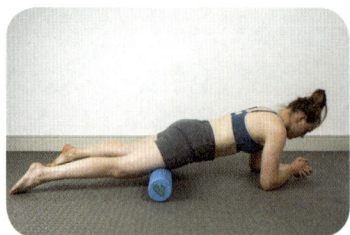

泡沫轴腿部松解　p. 218

关于作者

露丝·邓肯（Ruth Duncan），理学士（荣誉），MSMTO，是一名高级筋膜松解理疗专家、经营者、讲师、客座教授、演讲家和作家，参加过很多技法的培训。2004年，她在约翰·F.巴恩斯（John F. Barnes）（筋膜松解领域的权威人士）那里完成了高级研究生培训，并在他的多场美国专题研讨会中担任助手。

邓肯还对其他直接和间接的筋膜松解方法进行了探索，包括托马斯·迈尔斯（Thomas Myers）的解剖训练和肌筋膜经络，埃里克·达尔顿（Erik Dalton）的肌肉骨骼对齐术，以及让-皮埃尔·巴拉尔（Jean-Pierre Barral）的内脏筋膜松解术。

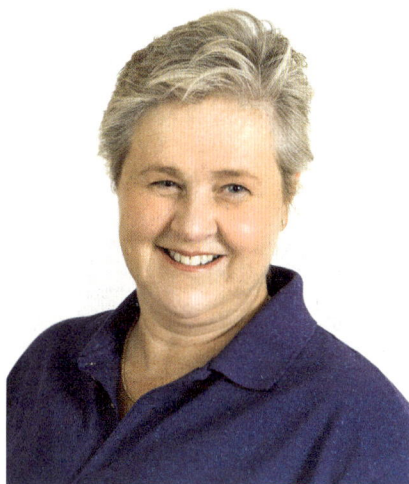

乔伊斯·马丁（Joyce Martin）摄影

邓肯在人类解剖、功能和功能紊乱，以及慢性病痛与康复中的情绪等众多主题上与专家一起进行深入研究。

邓肯以优异的成绩毕业于人文中心按摩学校（即现在美国佛罗里达州的Cortiva学院），成为临床按摩理疗师。她拥有运动治疗师协会的运动疗法专业毕业证书，以及运动和矫形按摩学院的运动和矫形按摩专业毕业证书。她已经在英国和其他国家教授筋膜松解术超过15年。

关于译者

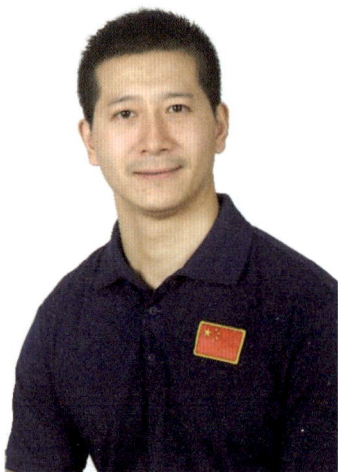

韩臣，毕业于浙江大学体育教育专业，现就职于浙江体育职业技术学院科研处，担任体能教练，主要负责高水平运动队及运动员的体能及康复相关工作。

韩臣作为运动员时曾取得技巧世界冠军，是"体育运动荣誉奖章"获得者，国际级运动健将；作为体能康复师为运动队提供保障服务期间，曾获省级"二等功"；目前职称为高级教练员。由运动员到专项教练再到如今的体能教练，韩臣从事与高水平竞技体育相关的工作已近三十年。韩臣为国家蹦床队备战 2012 年伦敦奥运会提供保障服务期间，主要负责的队员是董栋、陆春龙、何雯娜、黄珊汕；为国家游泳队备战 2016 年里约奥运会提供保障服务期间，主要负责的队员是傅园慧，也为孙杨、叶诗文等运动员提供过体能及康复训练服务；2018—2020 年加入孙杨团队，主要负责体能训练方面的工作。